Daniel Müller

Ausweg aus dem Sog der Fremde

Ein Ratgeber zum Umgang mit ***Depersonalisation*** *mit Ansatzpunkten, sie zu überwinden*

Für Michael

Es lohnt sich, niemals aufzugeben. Auch wenn es noch so schwer ist.

Über das Buch:
„Ausweg aus dem Sog der Fremde" ist ein Ratgeber zum Umgang mit Depersonalisation und zeigt auf, wie man diese dissoziative Störung überwinden kann. Das Buch ist vornehmlich für Betroffene geschrieben, gibt aber auch Hinweise für Nicht-Betroffene zur Vermeidung von Depersonalisation und klärt über das durchaus häufig vorkommende Phänomen auf. Es basiert vorwiegend auf den eigenen Erfahrungen von Daniel Müller.

Über den Autor:
Daniel Müller ist ein deutscher Autor und schreibt seine Bücher unter diesem Pseudonym. Er wurde 1968 geboren und lebt in Nürnberg. In seinem Erstlingswerk „Im Sog der Fremde" hat er seine Erlebnisse mit Depersonalisation beschrieben. Ursprünglich hatte er geplant, eine Trilogie zu verfassen, um seinen weiteren Lebensweg mit Depersonalisation zu beschreiben und Geschichten zu erzählen, die ihm widerfahren sind. Nach Erscheinen des Buchs „Im Sog der Fremde" wurde er von Betroffenen angefragt, wie er es geschafft habe, der Depersonalisation zu entkommen. Daraufhin entschloss er sich, seine Erkenntnisse zusammen zu fassen und einen Ratgeber über Depersonalisation zu schreiben.

Kontakt:
danielmueller.autor@outlook.com
https://www.facebook.com/DanielMuellerAutor
https://twitter.com/dmueller_imsog

Veröffentlichung bei CreateSpace und Amazon Kindle
Umschlagabbildung: Jo

Danke an alle, die mich für dieses Buch inspiriert und mich in meinem bisherigen Leben begleitet haben.

Inhalt

1. *Depersonalisation* 7

2. *Bewertung von Depersonalisation* 21

3. *Grundsätzliche Gedanken* 24

4. *Umgang mit Depersonalisation* 27

5. *Praktische Übungen* 36

6. *Gedankliche Leitsätze* 65

7. *Körperliche Schwachstellen* 85

8. *Stressoren* 91

9. *Entspannungstechniken* 96

10. *Beruf, Privates und Lebenswandel* 104

11. *Träume und Wünsche* 114

12. *Psychotherapie* 119

13. *Medikamente* 130

14. *Zusammenfassung* 139

1. Depersonalisation

„Ausweg aus dem Sog der Fremde“ ist ein Anschlussbuch zu meinem Roman „Im Sog der Fremde“. Es stellt einen Ratgeber da, wie man mit der Symptomatik der Depersonalisation und Derealisation auf Basis meiner Erfahrungen umgehen kann. Es soll helfen, von dem Zustand der Depersonalisation weg zukommen.

Das Buch hat nicht vorrangig zum Ziel, die Symptome der Depersonalisation- und Derealisation zu beschreiben. Hierzu verweise ich auf meinen Roman sowie entsprechende Fachliteratur. Dennoch möchte ich einleitend die Symptomatik kurz zusammenfassend darstellen.

Als besonders anschaulich erachte ich einen Artikel von Eva Tinsobin *(www.standard.at, 25.09.2012)*, den ich hier nahezu ungekürzt aufführe. Denn er gibt meines Erachtens einen sehr guten Einblick in das Depersonalisations- und Derealisationssyndrom.

„Ein Leben wie im (Alb-)Traum“
Von Eva Tinsobin

Unwirklich, fremd oder wie hinter einem Schleier nehmen Menschen sich selbst oder ihre Umwelt wahr, wenn sie unter einer Depersonalisation oder Derealisation leiden.

Fühlen Sie sich manchmal wie im Traum? Haben Sie das Gefühl, als würden Sie die Welt durch einen Schleier betrachten, so dass Personen und Gegenstände weit entfernt, undeutlich oder unwirklich erscheinen? Kommt Ihnen Ihre eigene Stimme, Ihr Körper oder Teile Ihres Körpers fremd vor?

So oder ähnlich lautet der diagnostische Fragenkatalog zum Krankheitsbild Depersonalisation und Derealisation (DP/DR). Handelt es sich dabei um wiederkehrende Episoden oder gar um eine länger anhaltende Phase, ist die Wahrscheinlichkeit hoch, an dieser weit verbreiteten und doch weitgehend unbekannten Erkrankung zu leiden.

„Neben sich" und „außer sich"

Nimmt man sich selbst, seinen Körper, seine Stimme als „unwirklich" wahr, sprechen Experten von Depersonalisation. Bezieht sich dieses Erleben auf die Umwelt, ist von Derealisation die Rede. Oft gehen beide Symptome Hand in Hand. „Nicht selten sind die Betroffenen von der Angst beherrscht, 'verrückt' zu werden", berichtet Matthias Michal, leitender Oberarzt an der Klinik und Poliklinik für Psychosomatische Medizin und Psychotherapie in Mainz und Leiter der Spezialsprechstunde Depersonalisation/Derealisation.

Überhaupt ist es die Erfahrung, von niemandem verstanden zu werden, die den Alltag der DP/DR-Patienten prägt. Denn erschwerend zur Symptomatik sind die Ver-

änderungen der eigenen Wahrnehmung nur schwer in Worte zu fassen. Wie lässt sich auch anderen gegenüber die Tatsache vermitteln, dass man sich selbst und/oder die Umwelt als verändert, fremd, nicht zu einem selbst gehörig, leblos, fern oder unwirklich wahrnimmt?

Bis zu zwei Prozent Betroffene

Etwa 70 Prozent der Bevölkerung erleben im Lauf ihres Lebens mindestens einmal eine diskrete Depersonalisation, 0,8 bis zwei Prozent leiden unter schwerer Depersonalisation beziehungsweise Derealisation, besagen aktuelle Daten der Mainzer Klinik und Poliklinik. Das entspricht etwa der Anzahl an Menschen, die an Magersucht oder Epilepsie erkrankt sind. Bis zu 40 Prozent der Patienten in stationärer psychosomatischer oder psychiatrischer Behandlung weisen eine klinisch relevante DP/DR auf.

Obgleich bei der Patienten-Erstbefundung standardmäßig nach Symptomen der DP und DR gefragt werden sollte, ist Depersonalisation laut Michal eine Störung, die sehr häufig der Befundung entgeht. So wird in Deutschland die Diagnose nur bei 0,007 Prozent der Bevölkerung gestellt. Damit findet sich DP/DR in der Schublade der „seltenen Erkrankungen".

Depersonalisation offiziell

Die Realität ist eine andere: „Das ist eine so gängige Diagnose wie Depression oder Panikstörung", weiß Michal. Und eine große Unbekannte ist das Erkrankungs-

bild ebenfalls nicht. Im Gegenteil, die DP ist seit langem erforscht. Einer der Pioniere war der in Wien geborene Paul Schilder, unter anderem mit seinem Werk „Selbstbewusstsein und Persönlichkeitsbewusstsein". 1914 definierte er DP als einen „Zustand, in dem das Individuum sich im Vergleich mit seinem früheren Zustand durchgehend verändert fühlt. Diese Veränderung erstreckt sich sowohl auf das Ich als auch auf die Außenwelt und führt dazu, dass das Individuum sich als Persönlichkeit nicht anerkennt. Seine Handlungen erscheinen ihm automatisch. Er beobachtet als Zuschauer sein Handeln und Tun. Die Außenwelt erscheint fremd und neu und hat ihren Realitätscharakter verloren."

Gespanntes Verhältnis zum Arzt

„Nicht zuletzt deshalb, weil DP/DR als seltene Erkrankung gilt, wird ihr kaum Beachtung geschenkt", sagt Nicole (Name geändert), Initiatorin der Selbsthilfegruppe für Depersonalisation/Derealisation in Wien. „Umso wichtiger ist es, eine Diagnose zu bekommen, damit die Krankenkassen über die Anzahl an erkrankten Personen Bescheid wissen und Maßnahmen setzen können", appelliert die selbst Betroffene für den eigenverantwortlichen Weg zum Arzt.

Ein Schritt, der allerdings oft nicht die erhoffte Hilfe bringt: „Leider haben die meisten Betroffenen keine guten Erfahrungen beim Psychiater gemacht", spricht Nicole für die Teilnehmer der Selbsthilfegruppe. „Auch deshalb, weil man Depersonalisation und Derealisation den Patienten meistens nicht ansieht." Falsche Diagnosen wür-

den gestellt, DP und DR als psychotisches Erleben oder Schizophrenie eingestuft, obwohl entgegen der Charakteristik dieser Befundung die Realitätsprüfung voll intakt sei. Aus diesen Diagnosen heraus würden oft Medikamente verordnet, die nicht helfen und die Symptome noch schlimmer machen.

Extreme Einschränkungen

Betroffene schildern extreme Einschränkungen, die mit der Depersonalisation einhergehen. Stress soll die Symptome verstärken, und jede überfordernde Situation kann zu einer Verschlimmerung der DP/DR führen. Oft in Verbindung mit heftigen Panikattacken. Vielen ist es daher nicht möglich, einen "normal" stressigen Job zu machen.

„Stellen Sie sich vor, Sie träumen. Irgendwann wachen Sie auf und wissen, Sie sind wach. Wenn Sie über den Traum nachdenken, wissen Sie den Unterschied zwischen Traum und dem Leben nach dem Aufwachen", versucht Nicole von der Selbsthilfegruppe die Befindlichkeit zu vermitteln. „Menschen, die an DP/DR leiden, kennen den Unterschied auch, trotzdem haben sie das Gefühl, sie befinden sich weiterhin in einem Traum."

(Auszug aus dem Artikel von Eva Tinsobin: „Ein Leben wie im (Alb-)Traum"(online), verfügbar unter: www.derStandard.at, 25.9.2012)

Ich denke, die meisten Betroffenen von DP/DR werden mir zustimmen, dass der Artikel wirklich sehr treffend die Symptomatik und Problematik von Depersonalisation und Derealisation beschreibt. Ich kann mich zumindest sehr gut wiederfinden.

Im Folgenden möchte ich nunmehr noch kurz auf einige wissenschaftliche Erkenntnisse über DP/DR eingehen, um das Thema auch vor diesem Hintergrund zu beleuchten.

Depersonalisation und Derealisation gelten als dissoziative Störungen. So nachzulesen zum Beispiel in dem interessanten Artikel „Depersonalisation und Derealisation: Grundlage und kognitiv-behaviorale Perspektive" von *Thomas Heidenreich, Johannes Michalak, Matthias Michal (in: Zeitschrift „Verhaltenstherapie", 2006, Ausgabe 16, S. 267-269*). Darin erfährt man auch, dass man zwischen primärer und sekundärer DP/DR unterscheidet. In dem Artikel wird ausgeführt, dass DP/DR häufig sekundär auftritt, z.B. im Rahmen einer Depression oder Panikstörung. In diesem Fall wird DP/DR nicht als eigenständige Störung bezeichnet, sondern ist sozusagen eine Begleitform. Wenn die Depersonalisation und Derealisation jedoch im Vordergrund steht, dann spricht man von primärer DP/DR. Diese Unterteilung ist insofern relevant, da mit ihr eine unterschiedliche Art der Behandlung einhergeht.

Weiterhin ist hierbei zu nennen, dass es verschiedene Schweregrade von Depersonalisation gibt. Eine schwere Depersonalisation liegt vor *(Heidenreich, Michalak, Michal, S. 268)*, wenn es sich um anhaltende Episoden von mindestens 24 Stunden handelt oder die Episoden täglich oder wöchentlich auftreten. Damit verbunden ist eine deutliche Beeinträchtigung der sozialen Beziehungs- und Arbeitsfähigkeit.

Was mich betrifft kann ich sagen, dass bei mir eine (schwere) primäre DP/DR vorlag. Daher liegt der Fokus des Buches auf dieser Form von Depersonalisation. Ich möchte allerdings betonen, dass ein Großteil der Ausführungen von „Ausweg aus dem Sog der Fremde" auch für sekundäre DP/DR hilfreich sein dürfte.

Depersonalisation ist ein in der epidemiologischen Forschung vernachlässigtes Thema, obwohl es laut Literatur häufig vorkommt (*Heidenreich, Michalak, Michal, S. 269)*. Bei vielen Menschen kann DP/DR leicht ausgeprägt und nur vorübergehend vorkommen *(Heidenreich, Michalak, Michal, S. 269)*.

Das zeigt mir, dass DP/DR grundsätzlich kein Phänomen ist, das nur wenige Menschen trifft und ich wage zu behaupten: „Wer hat nicht schon einmal die Erfahrung gemacht, irgendwie neben sich zu stehen"? Kritisch wird es nach meinen Erkenntnissen nur, wenn sich die Depersonalisation verstärkt und zu einer Störung entwickelt.

Grundsätzlich ist Depersonalisation eine menschliche Reaktionsweise (wie Angst oder depressive Stimmung) und muss – wie in dem Artikel von *Thomas Heidenreich, Johannes Michalak, Matthias Michal (S. 269)* beschrieben - nicht per se als eine Krankheit gesehen werden. Wenngleich sie aus meiner Sicht natürlich den Status einer Erkrankung einnimmt, da sie das Leben massiv beeinträchtigt.

Beim Lesen des gerade eben genannten Artikels *(Heidenreich, Michalak, Michal, S. 269)* wird weiterhin auch klar, dass zu Depersonalisation sehr wenige Studien vorliegen (insbesondere im deutschsprachigen Raum), und dass die wenigen, die es gibt, sie uneinheitlich oder bislang auch teilweise mit methodischen Mängeln durchgeführt wurden.

Außerdem bemerkenswert und aus meiner Sicht auch erschreckend ist, dass Depersonalisation anscheinend meist nicht erfasst wird, da viele Behandler keine Notwendigkeit zu einer eigenständigen Betrachtung der Depersonalisation sehen oder - auf Basis meiner Erfahrung - sich damit einfach nicht auskennen.

Ein weiterer Grund für die Vernachlässigung im therapeutischen Alltag scheint zu sein *(Heidenreich, Michalak, Michal, S. 269)*, dass viele Patienten die Symptome nicht ansprechen, weil sie fürchten, für „verrückt" gehalten zu werden. Hierbei möchte ich ergänzen, dass diese Angst nicht von ungefähr kommt, da sich eben viele Ärzte mit Depersonalisation nicht auskennen. Ich selbst habe von Anfang an versucht, die Symptome meinen Behandlern so gut wie möglich zu beschreiben und bin dabei zumeist nur Ratlosigkeit oder Unverständnis begegnet.

Um Depersonalisation festzustellen, haben sich *Thomas Heidenreich, Johannes Michalak, Matthias Michal (S.279)* zufolge, vor allem Selbstbeurteilungsinstrumente bewährt. Hier gäbe es verschiedene Verfahren wie zum Beispiel die „Cambridge Depersonalisation Scale (CDS)" oder der „Fragebogen für dissoziative Störungen (FDS)".

Ich denke, es ist in diesem Zusammenhang wichtig zu erwähnen, dass meiner Meinung nach ein derartiges Screening nicht auf eigene Faust, sondern gemeinsam mit einem Therapeuten oder erfahrenen Arzt erfolgen sollte. Ansonsten besteht aus meiner Sicht die Gefahr, dass es zu eigenen Falschdiagnosen kommen könnte, da die Thematik eben sehr komplex ist.

Die gerade erwähnten Instrumente der Selbstbeurteilung machen nach meiner Bewertung sicherlich Sinn, dennoch möchte ich hinzufügen, dass bei mir die Hauptdiagnose im Rahmen eines Gespräches erfolgte, da mein behandelnder Arzt sich mit dieser Thematik auskannte. Die Szene mit dem - inzwischen im Ruhestand befindlichen Professor - habe ich in meinem Buch „Im Sog der Fremde" beschrieben.

Sollte Ihr Arzt keine Erfahrung mit Depersonalisation haben oder Sie sich unsicher bezüglich Ihrer Diagnose sein, dann empfehle ich, einen Facharzt für Psychosomatik aufzusuchen oder eine Klinik mit Fokussierung auf Dissoziation (und bestenfalls Depersonalisation). Besonders sinnvoll ist hier sicherlich die Universitätsmedizin Mainz, die sich auf

Depersonalisation spezialisiert hat (Spezialsprechstunde PD Dr. med. Matthias Michal).

In der Literatur gibt es verschiedene Ansätze, die den Verlauf von Depersonalisation erklären. Im Artikel von *Heidenreich, Michalak, Michal (S. 271-272)*, wird unter anderem das Modell von *Hunter et al.* thematisiert, das ich gut nachvollziehbar finde und an dieser Stelle kurz beschreiben möchte, da es erklärt, wieso sich die Depersonalisation zu einer Erkrankung entwickeln kann. Für Betroffene könnte das insofern hilfreich sein, da man hierdurch die Zusammenhänge vielleicht besser verstehen kann und der Depersonalisation auf diesem Wege etwas Brisanz genommen wird: Laut *Hunter et al.* würden vorübergehende Depersonalisations-Symptome von den Betroffenen fehlinterpretiert und ließen sie zum Beispiel glauben, an einer Erkrankung des Gehirns zu leiden. Hierdurch nähmen gleichzeitig die Angstsymptome zu, die wiederum zur Verschlimmerung und Aufrechterhaltung der Symptomatik beitragen. Eine erste Komponente im Aufrechterhaltungszyklus sei primär durch ein Vermeidungsverhalten bezüglich Situationen gekennzeichnet, in denen Depersonalisationssymptome hervorgerufen wurden. Das seien meist soziale Situationen. Gleichzeitig beginne ein Motivationsverlust, gekoppelt mit dem Rückgang von Aktivität, Produktivität und der Fähigkeit, sich an Dingen zu erfreuen. Eine zweite Komponente des Aufrechterhaltungszyklus scheint durch Sicherheitsverhaltensweisen geprägt zu sein, die durch das Gefühl „wahnsinnig" zu sein, hervorgerufen würde. Die Betroffenen versuchten hierbei, sich „normal" zu verhalten, um ihre Symptome zu verbergen. Das führe allerdings zu einer vermehrten Distanz vom realen Selbst und zu einer Entfremdung von der eigenen Personen. Die dritte Komponente des Aufrechterhaltungszyklus beinhalte Aufmerksamkeitsveränderungen wie z.B. eine vermehrte Symptomüberprüfung, die die Wahrscheinlichkeit erhöhe, Depersonalisationssymptome wahrzunehmen.

Dem Artikel zufolge erklären die genannten Komponenten und Feedbackschleifen die Aufrechterhaltung der Depersonalisation.

Wenn ich auf meine eigenen Fall zurückblicke, wie sich bei mir die Depersonalisation entwickelt hat, dann kann ich den Ansatz von *Hunter et al.* bestätigen. Die Wahrnehmung der ersten Depersonalisations-Symptome hat bei mir eine Angst und Verunsicherung hervorgerufen. Gleichzeitig wollte ich die Symptome nicht wahrhaben und habe versucht so zu tun, als gäbe es sie nicht. Dennoch habe ich mich darauf fokussiert und eine ungewollte Beobachtung gestartet. Und je mehr ich mir wünschte, dass die Symptome weg gingen, desto mehr nahmen sie zu. Ein Sog nach unten begann.

Zum Abschluss des ersten Kapitels noch etwas in eigener Sache: Damit Sie die Hintergründe meines Buches sowie meiner persönlichen Situation besser verstehen können, möchte ich zumindest kurz aufführen, welchen Symptomen ich ausgesetzt war und wie sie sich entwickelt haben. Sollten Sie Angst davor haben, dass Sie die Schilderungen „triggern" könnten, dann überspringen Sie diese Zeilen einfach.

Es begann bei mir mit Muskel- und Gliederschmerzen, Schwäche und Antriebslosigkeit.

Nach wenigen Monaten fühlte ich mich zunehmend benommen, bekam Nackenschmerzen und bemerkte ein unklares Sehen. Mein Wahrnehmungsvermögen veränderte sich in einer bislang nicht bekannten Weise und ich bekam das Gefühl, irgendwie neben mir zu stehen.

Nach rund 5 Monaten konnte ich mir nichts mehr so richtig vorstellen, alles wirkte auf einmal fremd und ich fühlte mich komplett unwohl.

Nach 10 Monaten war ich völlig lustlos und verlor die dreidimensionale Wahrnehmungskraft. Dinge erschienen nur noch flach, nicht mehr räumlich und wie hinter einem Schleier. Ich bekam Beklemmungen, hatte keinen klaren Kopf mehr, meine Beine und Gliedmaßen wurden müde und schwer. Gleichzeitig wurde mir mehr und mehr schwindelig.

Nach 12 Monaten war ich von Angst erfüllt, hatte ein seltsames Traumheitsgefühl, konnte mich selbst nicht mehr im Spiegel erkennen, bekam Panik, wurde schlaflos. Meine Muskeln waren völlig angespannt.

Nach 14 Monaten hatte ich kein Zeitgefühl mehr, war nicht mehr ganz wach und konnte die Umwelt nicht mehr richtig wahrnehmen. Ein Unwirklichkeitsgefühl machte sich in vollem Umfang breit, ich hatte Angst, die

Kontrolle über mich zu verlieren, abzudriften und verrückt zu werden. Ich wusste mehr und mehr nicht mehr, wer ich bin.

Diese Symptome habe ich mir am Anfang meiner Erkrankung irgendwann aufgeschrieben, damit ich sie nicht vergesse, sollten sie mal wieder weg gehen. Erst kürzlich habe ich die Aufzeichnungen – zusammengefasst auf einer Seite - wieder entdeckt.

Ich habe damals auf dieser Seite auch meine Gefühle mit Depersonalisation formuliert:

- *Habe das Gefühl, dass Dinge um mich herum unwirklich sind.*
- *Habe das Gefühl, alles nur entfernt wahr zu nehmen.*
- *Habe das Gefühl, dass das, was gerade passiert, nicht wirklich passiert.*
- *Habe das Gefühl, den Moment nicht richtig wahrnehmen und erfassen zu können*
- *Habe das Gefühl, ich bekomme alles nur gefiltert mit.*
- *Habe das Gefühl, wie in einer Schweinwelt zu leben.*
- *Habe das Gefühl, nicht zwischen Fiktion und Realität unterscheiden zu können.*
- *Mein Verstand glaubt, dass das was ich erlebe, nicht echt ist. Und ich kann nichts dagegen tun.*

Diese Zeilen dokumentieren nur teilweise meine Symptomatik, denn es gehörten noch viel mehr Symptome hinzu, die ich hier nicht aufführen möchte, da sie den Rahmen des Buches sprengen würden und teilweise auch schwer zu beschreiben sind. Die Depersonalisation kam schleichend, verschlimmerte sich dann massiv und blieb mir viele Jahre erhalten.

Wichtig ist mir in diesem Zusammenhang eigentlich nur der Hinweis, dass ich es trotz meines damaligen krassen Zustandes geschafft habe, aus dieser gefühlt ausweglosen Situation herauszukommen.

Es hat bei mir zwar lange gedauert, die Depersonalisation wieder los zu werden beziehungsweise besser gesagt, sie in den Griff zu bekommen. Doch es hat funktioniert.

Aus heutiger Sicht hätte ich sie schneller überwinden können, wenn ich das richtige Handwerkszeug gehabt hätte. Und an diesem Punkt setzt dieses Buch an.

Ich würde mich freuen, wenn ich mit meinem Buch zumindest einen kleinen Anteil dazu beitragen kann, Betroffenen zu helfen die Depersonalisation zu überwinden. Nicht-Betroffenen kann ich vielleicht Hinweise geben, sie zu vermeiden.

Natürlich ist das vorliegende Buch sehr stark durch meinen persönlichen Fall geprägt und nicht jede Maßnahme wird allgemeingültig oder für jeden relevant sein. Doch ich bin sicher, Sie werden etwas für sich herausziehen können.

2. Bewertung von Depersonalisation

Das Depersonalisations- und Derealisationssyndrom kann sehr Furcht erregend sein. Man fühlt sich mitunter wie in einem Horrorfilm und kann Realität und Fiktion nicht mehr auseinanderhalten. Der eigene Körper und die Umwelt fühlen sich fremd an.

Für jeden der Betroffenen dürfte sich dabei die Wahrnehmung etwas anders äußern. Die Depersonalisation- und Derealisation (in Folge aus Vereinfachungsgründen nur „Depersonalisation“ genannt) hat unterschiedliche Ausprägungen. Gemein ist sicherlich allen, dass das Leben aus den Fugen geraten ist und es schwer fällt, mit den Symptomen fertig zu werden. Nicht mehr zu wissen, wer man ist und wo man ist, bedeutet eine enorme psychische Belastung.

Depersonalisation ist sehr hartnäckig. Es kann Jahre dauern, bis die Symptome sich wieder abschwächen. Auf Grund der extremen Erfahrungen wird die Symptomatik unter Umständen nie ganz verschwinden oder zumindest längere Zeit im Gedächtnis verhaftet bleiben. Aber man kann mit der Zeit lernen, damit besser umzugehen und sich bewusst machen, dass Depersonalisation ein Schutzmechanismus des Köpers ist, um diesen vor Überforderung zu schützen. Leider passiert dies in manchen Fällen auf eine ganz massive Art und Weise, was kaum zu ertragen ist und das Leben extrem behindert.

Trotz der Angst einflößenden und extrem belastenden Auswirkungen ist Depersonalisation im Grund genommen aber eine Gabe, denn der körperliche Mechanismus signalisiert, dass irgendetwas nicht passt. Die meisten Betroffenen dürften dies jedoch kaum als Gabe ansehen, denn Depersonalisation macht einem, vereinfacht gesagt, das „Leben zur Hölle". So war es zumindest bei mir.

Da es sehr wenig Literatur und Handlungsempfehlungen gibt, wie man diese Symptomatik einerseits aushalten und zum anderen überwinden kann, möchte ich mit diesem Buch pragmatische Hinweise hierzu geben.

In meinem Roman „Im Sog der Fremde" habe ich ansatzweise beschrieben, wie überfordert ich von den Irrwegen und Wirrungen meines Gehirns war und wie ich an den Rand des Wahnsinns sowie des Ertragbaren getrieben wurde. Ich war zwischendurch bereit, eher zu sterben als diese Symptome weiter zu ertragen.

Allerdings habe ich es irgendwie geschafft, aus dem Teufelskreis der Depersonalisation wieder herauszukommen.

Denn je mehr man sich vor der Depersonalisation fürchtet, was auf Grund der unfassbaren Wahrnehmungen ganz logisch ist, desto mehr verstärkt sich diese und bleibt erhalten. Daher ist Hauptziel einer Genesung, diesen Teufelskreis zu durchbrechen.

Auf Basis meiner Erfahrungen habe ich in diesem Buch zusammengetragen, was mir geholfen hat und was nach meinem Kenntnisstand hilfreich sein kann, um die Depersonalisation zu einem Verbündeten zu machen.

Am Ende bleibt die Erkenntnis, dass Betroffene herausfinden müssen, warum die Depersonalisation Besitz von ihnen genommen hat. Die Antworten werden hierbei sicherlich vielschichtig sein.

Zentrale Aussage ist, dass vermutlich etwas am Leben geändert werden muss und die Betroffenen den Weg zu sich selber zu finden haben.

Bei Menschen, die gerne im "Hier und Jetzt" leben, hat es die Depersonalisation schwer, sich zu entfalten. Somit ist das bewusste Erleben des Moments die grundsätzliche Zielrichtung der Genesung.

Schwer ist nur, dieses Ziel umzusetzen, wenn die Depersonalisation einen ergriffen hat. Da erscheint dieser Horizont nahezu unerreichbar.

Es gibt aber einzelne Hilfen, die den Weg zurück ins Leben unterstützen. Darum geht es in den folgenden Kapiteln.

3. Grundsätzliche Gedanken

Bedeutsam für den Heilungsprozess ist, sich bewusst zu machen, dass die Depersonalisation Gründe hat und wie bereits erwähnt eine Schutzfunktion des Körpers ist. Dies ist aus meiner Sicht die eigentliche Ursache der Depersonalisation. Ein Teil in uns will uns schützen oder zu einer Änderung im Leben bewegen.

Es liegt ein tiefergehender Grund vor, warum die Symptomatik überhaupt auftritt. Diesen Grund herauszufinden ist eine herausfordernde Aufgabe, da er sich unter Umständen nicht genau erschließt. Somit dürfte psychotherapeutische Arbeit nahezu unerlässlich sein.

Die Depersonalisation komplett abzulegen und sich ihr zu entledigen ist nicht einfach. Sie ist wie ein großer Tanker, den man nur schwer manövrieren kann. Man muss daher lernen, mit ihr zu leben und sich ihr immer wieder von neuem zu stellen.

Auch wenn man die Depersonalisation überstanden glaubt, kann es sein, dass die Entfremdung auf einmal wieder auftaucht, obwohl man überhaupt keinen direkten Anlass dafür sieht.

Hierbei ist dann unerlässlich, nicht aus der Ruhe zu geraten und die Symptome für den Moment anzunehmen. Der Glaube, dass sie wieder verschwinden werden, helfen mit ihnen umzugehen und sie im Zaum zu halten.

Es wird deutlich, dass das Leben mit Depersonalisation eine kontinuierliche Herausforderung bleibt. Wenn die Betroffenen aber die Herausforderung annehmen, dann haben sie selber die Chance, an Stärke zu gewinnen und an der Depersonalisation zu wachsen. Die Depersonalisation kann uns – trotz ihrer unangenehmen Symptome - voranbringen und vielleicht sogar irgendwann mehr zu uns selber führen als wir es je waren.

An dieser Stelle sei erwähnt, dass Depersonalisation bei manchen Betroffenen auch nach Drogenkonsum entstehen kann. Diese Herkunftsart soll in diesem Buch ausgeklammert werden, da ich hier über selbst keine Auskunft geben kann. Allerdings dürften die Hilfestellungen zum Umgang mit Depersonalisation auch für diese Personengruppen durchaus geeignet sein. Denn Hauptschwerpunkt bei der Depersonalisation ist die Zielsetzung, wieder zu sich selbst zu kommen. Der Drogenkonsum hat wohl dazu geführt, dass dem nicht mehr so ist. Man ist aus sich herausgetreten. Somit ist es an der Zeit, Wege zu finden, um dies wieder umzukehren.

Die in den folgenden Kapiteln beschriebenen Maßnahmen oder Hilfen sind nicht isoliert voneinander zu sehen. Es gibt vermutlich nicht das „eine

Allheilmittel", um die Depersonalisation zu besiegen.

Wenn ich auf meine eigenen Erfahrungen zurückblicke, dann haben letztendlich alle in diesem Buch beschriebenen Mittel einen bedeutenden Anteil gehabt, mich von der Depersonalisation (inkl. Angst- und Panikgefühlen) zu befreien. Wie in einem Uhrwerk wirkten sie zusammen.

Dennoch sind die Ansätze zur Bekämpfung der Depersonalisation sicherlich nicht gleich gewichtet. Es gibt zentrale Maßnahmen und flankierende Mittel, die aber vermutlich bei jedem Betroffenen etwas anders gelagert sein dürften. Hier möchte ich daher keine allgemeingültige Einteilung vornehmen. Das muss jeder für sich herausfinden. Allerdings werde ich im letzten Kapitel zusammenfassend die wichtigsten Maßnahmen darstellen.

So viel vorab: Schwerpunkt aller Hilfen ist, die Hauptursache für die Depersonalisation herauszufinden. Sobald dies gelungen ist, dann fördern die anderen Maßnahmen eine baldige Besserung.

4. Umgang mit Depersonalisation

Depersonalisation führt auf Grund der „Abartigkeit“ der Symptome unweigerlich zu Angst- und Paniksymptomen. Durch die Angst und das Gefühl, das alles nicht zu wollen, verstärkt sich jedoch die Depersonalisation. Ein Teufelskreis beginnt.

Im Folgenden sind verschiedene Tipps, wie man mit dieser Situation umgehen kann:

<u>Akzeptieren</u>

Versuchen, die Symptome nicht ernst zu nehmen. Das ist sehr schwer, doch man sollte sich bewusst machen, dass die Entfremdung nur vorübergehend sein wird, wenn man ihr keinen „Raum“ gibt.

Je mehr man der Depersonalisation mit Gelassenheit begegnet, desto schneller bekommt man sie in den Griff. Bemerkt man die Entfremdung, dann ist hilfreich, sie einfach zur Kenntnis zu nehmen und dem aufkeimenden Panikgefühl die Stirn zu bieten.

Gedanken wie *„Ok, jetzt ist die Depersonalisation halt wieder da. Sie geht aber auch wieder weg“* können helfen. Es ist hilfreich, den Zustand für den Moment zu akzeptieren und zu bejahen. *„Ja, ich bin jetzt gerade depersonalisiert. Ich muss rein gar nichts.“*

Insbesondere in der Öffentlichkeit oder im Arbeitsleben besteht bei Depersonalisation die Gefahr, dass man sich zusätzlich unter Druck setzt, da man nicht mehr richtig funktioniert. Eine massive gefühlte Überforderung ist die Konsequenz, da man als „Geist“ in einer Traumwelt agieren muss.

Die Ohnmacht verursacht jedoch zusätzliche Stresssymptome und Angst, wodurch sich die Symptomatik verstärkt und man genau das Gegenteil von dem erreicht, was man eigentlich möchte. Denn immer wenn die Depersonalisation kommt oder auch chronisch da ist, hat man nur ein Ziel: sie abzuschütteln.

In derartigen Situationen in der Öffentlichkeit hilft nur, die Symptome zu akzeptieren, sie also auszuhalten, und ihnen dabei - was zentral ist – mit einer gewissen Gelassenheit entgegenzutreten. Man muss sich bewusst machen, dass die Symptome wieder weggehen, wenn man sie gar nicht so sehr beachtet. Weiterhin sollte man für sich selbst Wege finden, sich von der Entfremdung nicht einschüchtern zu lassen und ihr „cool“ zu begegnen.

Es gibt hierbei ganz verschiedene Ansätze, die im Folgenden beschrieben werden und keinen Anspruch auf Vollständigkeit erheben. Sie beruhen auf eigenen Erfahrungen.

Sich Mitteilen (Kommunikation)

Wenn man fühlt, dass man sich nicht mehr unter Kontrolle hat, sich entfremdet fühlt und mit Panik konfrontiert ist, ist ein probates Mittel auch anderen gelassen mitzuteilen, dass man gerade nicht ganz auf der Höhe ist.

Hierbei gibt es zwei wichtige Unterscheidungen für die Art der Kommunikation:

- *Bei Kontakt mit Familie und/oder engen Freunden, die von meiner Depersonalisation wissen und sie verstehen:*

  Hier kann man sich öffnen und mitteilen, dass man sich gerade entfremdet fühlt und dadurch gestresst ist. Dabei die Familie und/oder Freunde bitten, ein wenig Geduld zu haben, da man durch den Wind ist.

  Allein durch die Mitteilung kann man eine gewisse Erleichterung erfahren. Nichts ist schlimmer bei der Depersonalisation, als wenn man eine Fassade aufrecht erhält und anderen etwas vormacht.

- *Bei Kontakt mit Menschen, die nichts von meiner Depersonalisation wissen (z.B. in der Arbeit, Kollegen, entfernte Bekannte oder unbekannte Personen) oder Menschen, die zwar davon wissen, sie aber nicht verstehen (wollen):*

  Hier ist die große Kunst, sich bei Bedarf mitzuteilen, aber nichts von sich preis zu geben. Der Großteil an Menschen wird nämlich nichts von Depersonalisation wissen und vermutlich überfordert reagieren, wenn man sich öffnet. Vielen fehlt auch das Einfühlungsvermögen oder der Wille, sich in die Situation eines Betroffenen hineinzuversetzen.

  Es muss sehr überlegt entschieden werden, wann man sich anderen Personen oder auch zum Beispiel dem eigenen Chef öffnet.

  Man kann aber mit gewissen Tricks arbeiten, indem man beispielsweise sagt „Du, ich glaub ich bin heute ein bisschen verpeilt“, „heute ist nicht so mein Tag“ oder *„bin gerade nicht so ganz auf der Höhe“.*

  Dies fördert, dass man sich mitteilt und auf charmante und gelassene Weise kund tut, dass man gerade nicht so leistungsfähig ist. Hierdurch bleibt man auf eine gewisse Art authentisch sich selber gegenüber, öffnet sich aber gleichzeitig nicht komplett und macht sich nicht angreifbar.

Generell gilt: Nicht jedem sollte man die eigene Krankheitsgeschichte über Depersonalisation sofort erzählen. Denn die meisten werden die Depersonalisation, wie gerade schon erwähnt, auch gar nicht nachvollziehen können und unter Umständen einen als „Sonderling" abstempeln oder einem die Symptome als Schwäche auslegen.

Von daher ist aus meiner Sicht zu empfehlen, eine Art Zwischenlösung zu erreichen, indem man zwar kommuniziert, sich aber nicht offenbart.

Sollte dies nicht gelingen und man die Arbeit mit der Symptomatik nicht mehr wahrnehmen können, dann sollte man sich genau überlegen und sich am besten mit vertrauten Personen beraten, wie man sich den Kollegen oder dem Chef gegenüber verhält.

Ob bei Familie, Freunden oder Arbeit: Wenn man sich auf eine zu einem selbst passende, gelassene Art mitteilt, dann erreicht man zumindest, dass man sich selbst nicht verstellt und nicht unter Druck setzt. Denn Druck ist Nährboden für die Depersonalisation.

Sollte es einem unmöglich sein, gelassen zu bleiben, dann hilft nur, sich stressigen Situationen zu enthalten. Besser, man meidet stressige Termine und Kontakte, oder zieht sich für längere Zeit zurück, lässt sich z.B. krankschreiben, als dass man sich permanent unter massiven Stress setzt. Denn dann wird sich die Depersonalisation nicht verabschieden.

Stressfaktoren vermeiden

Dieser Punkt setzt an dem gerade beschriebenen letzten Absatz an.

Um die Symptomatik akzeptieren zu können, ist anzuraten, sich von akuten Stressfaktoren fernzuhalten. Als Beispiel sollte man keine Präsentation zu einem schwierigen Thema durchführen oder sich nicht in Situationen begeben, in denen man sich allzu sehr verstellen muss.

Durch die Entfremdung wird es schwer oder gänzlich unmöglich, einen klaren Gedanken zu fassen und sich so zu verhalten, als ob nichts wäre. Von daher sollten in Zeiten akuter Depersonalisation besonders stressige Tätigkeiten unterlassen werden.

Es ist anzuraten, sich für eine Zeit lang keinen übermäßig stressigen Aktivitäten auszusetzen. Insbesondere solchen Aufgaben, die man auch bei Gesundheit als stressig empfunden hätte.

Zu erwähnen ist allerdings, dass eine zeitlich begrenzte Auszeit nicht unbedingt zu einer Erleichterung oder zu einer Abschwächung der Symptome führen muss. Dies gilt insbesondere, wenn ein strukturelles Problem im Beruf- oder Privatleben vorliegt. Das heißt, wenn man bereits weiß, dass zum Beispiel der Job einen überfordert und partout nicht der richtige für einen ist. Dann dürfte auch eine zeitweilige Auszeit oder Stressvermeidung nicht zu einer nachhaltigen Besserung der Depersonalisation führen, da man ja bereits weiß, dass man in Kürze wieder die gleiche unbeliebte Arbeit machen muss.

Von daher sollte auf jeden Fall, soweit möglich, eine längerfristige Lösung angestrebt werden, damit ein Erholungseffekt zur Linderung der Symptome herbeigeführt werden kann.

Da es aber nicht so einfach ist, sein Leben abrupt zu ändern und die meisten Betroffenen in Zeiten der Depersonalisation sowieso handlungsunfähig sein dürften, hilft bereits das Bewusstsein, dass man an einem strukturellen Problem irgendwann noch was zu verändern hat und sich selbst beruhigt, dieses Ziel früher oder später anzugehen. Den konkreten Zeitpunkt kann man sich für den Moment noch offen halten.

Bevor an längerfristigen Änderungen gearbeitet werden kann, ist die Vermeidung von akuten Stressfaktoren zumindest ein erster Ansatz, um der Depersonalisation entgegen zu treten. Unter Umständen helfen bereits kleine Änderungen, um eine größere nachhaltige Lösung zu einem späteren Zeitpunkt zu erreichen.

Ablenkung (Beschäftigung mit Hobbies oder Leidenschaften).

Eine zentrale Hilfe im Umgang mit Depersonalisation ist, sich abzulenken.

Die Ablenkung sollte darauf zielen, sich einem Hobby oder einer Leidenschaft zu widmen, bei der man die Symptome für eine gewisse Zeit ablegen beziehungsweise vergessen kann.

Das kann eine sportliche, musische oder sonstige kreative Tätigkeit sein (wie z.B. Malen, Schreiben, Gestalten, etc.). Am besten ist eine Aktivität, die einem Spaß bereitet und bei der man das Gefühl hat, mehr bei sich zu sein.

Gerade in Zeiten der Depersonalisation ist eine gute Gelegenheit gekommen, sich zu fragen, bei welcher Tätigkeit man „sich selbst" sein kann oder was man vielleicht schon immer einmal machen wollte.

Möglicherweise ergeben sich ganz neue Horizonte und man findet sogar neue Lebensentwürfe. Aber so weit will ich hier gar nicht gehen.

Vielmehr kann möglicherweise ein bestimmtes Hobby oder eine Leidenschaft dazu führen, dass man sich wieder selbst spürt, man neue Freude empfindet und die Depersonalisation zumindest für kurze Zeit aus dem Gedankenkarussell verdrängt wird.

Aus meiner eigenen Erfahrung war unter anderem die Beschäftigung mit Musik (komponieren, Schlagzeug spielen) ein Wegbereiter, mich wieder selbst zu entdecken. Ich hatte jahrelang die Leidenschaft, selbst Musik zu machen, vernachlässigt und nie gewagt, Schlagzeug spielen richtig zu erlernen. Durch die Depersonalisation habe ich mich endlich einem lang gehegten Traum gewidmet und konnte Grundsteine legen, mich von ihr zu befreien.

Besser wäre gewesen, ich hätte mich bereits vor der Depersonalisation damit beschäftigt und wäre meinen Träumen gefolgt. Aber die Erkenntnis war damals anscheinend noch nicht da.

Von daher rate ich jedem Betroffenen von Depersonalisation, sich abzulenken und einem Hobby zu widmen, das einem Spaß macht.

Fragen Sie sich: *„Welche Leidenschaft haben Sie? Bei welcher Tätigkeit fühlen Sie sich frei? Was würden Sie gerne machen? Was lenkt Sie ab?"*

Setzen Sie sich dabei aber nicht unter Druck. Es ist besser, Sie gehen mit kleinen Schritten voran, als dass Sie sich zu viel vornehmen.

5. Praktische Übungen

Ein Bestandteil der Depersonalisation ist, dass man neben sich steht und den Kontakt zu sich sowie auch zur Erde verliert. Man verlernt beziehungsweise ist nicht mehr im Stande, zu fühlen und zu spüren.

Bei mir selbst war es so, dass ich den Boden nicht mehr bemerkt habe und kein Körpergefühl mehr hatte. Den Wind habe ich nicht mehr wahrgenommen, Berührungen sind nicht zu mir durchgedrungen. Ein Taubheitsgefühl hatte mich ergriffen, gleichzeitig waren die Muskeln wie erstarrt. Einerseits habe ich mich selbst nicht registriert, anderseits schien es, als ob mein Körper vor Spannung platzen würde.

Abstrakt gesagt schwebt man bei Depersonalisation über dem Boden und tritt aus sich heraus. Der Geist ist mit dem Körper nicht mehr eins, es liegt kein Einklang mehr vor. Dies klingt zwar sehr esoterisch und abgehoben, aber es ist in der Tat einfach so. Das Gehirn ist zu seltsamen Wirrungen im Stande und kann sich von der Umwelt und der Realität abkoppeln.

In diesem Zusammenhang ist es wichtig, alles Erdenkliche dafür zu tun, wieder ein Körpergefühl zu erlangen. Dies erfordert viel Geduld, da sich das Körpergefühl nur sehr langsam wieder zurückbilden kann, wenn man es einmal komplett verloren hat. Umso wichtiger ist es, permanent daran zu arbeiten und sich dabei aber nicht unter Druck zu setzen, wenn man keine Erfolge oder Fortschritte bemerkt.

Irgendwann kommt das Körpergefühl wieder. Je mehr man daran glaubt und sich dessen sicher ist, desto schneller dürfte die Heilung sein.

Erden

Zentrierung und Erden sind zentrale Begriffe, die dazu beitragen, wieder Kontakt mit dem Boden zu erhalten und zurück in die Realität kommen zu können. Hier gibt es in der Literatur sehr viele Ansätze sowie auch praktische Übungen. Auch im Internet findet man hier diverse Beispiele, wie man sich erden kann.

Im Folgenden sind einzelne Beispiele aufgeführt, die zu einer Erdung beitragen.

Atmung

Der Atmung kommt eine große Bedeutung bei dem Versuch zu, wieder Kontakt mit sich aufzunehmen. Hier empfiehlt es sich, an einem Seminar zur Atmung teilzunehmen oder eine Fachkraft, die sich auf das Thema „bewusste Atmung" spezialisiert hat, zu kontaktieren.

Denn in Zeiten der Depersonalisation ist es sehr wahrscheinlich, dass sich das Atmungszentrum im Kehlkopf befindet, man weder Brust- noch Bauchatmung praktiziert und der Energiefluss im Köper gestört ist.

Unabhängig von einem Kurs oder Anleitung einer Fachkraft, folgende kleine Übung als Beispiel zum Thema „Atmung“:

- *Legen Sie sich auf den Boden (z.B. auf eine Matte) oder setzen Sie sich bequem auf einen Stuhl oder Sessel.*
- *Konzentrieren Sie sich bewusst auf Ihre Atmung und den Atem.*
- *Atmen Sie langsam aus dem Bauch in den Brustkorb ein und sagen Sie dabei in Gedanken zu sich: „Ein, ... Zwei, ... Drei“.*
- *Beim Einatmen und der Zahl „Drei“ halten Sie kurz inne und atmen dann wieder langsam aus in den Bauch und sagen in Gedanken: „Aus, ... Zwei, ... Drei“.*
- *Beim Ausatmen und der Zahl „Drei“ achten Sie darauf, dass Sie komplett ausatmen.*
- *Dann wiederholen sie den Vorgang immer wieder.*
- *Alternativ zu „Ein, Zwei Drei“ bzw. „Aus, Zwei, Drei“ geht zum Beispiel auch, „Ein...at...men“ sowie „Aus...at...men“.*
- *Versuchen Sie diese Übung so lang wie möglich zu machen, mindestens eine Minute.*

- *Wiederholen Sie diese Vorgehensweise immer wieder, wenn Sie daran denken. Oder besser noch, Sie gönnen sich diese kurze Auszeit zu bestimmten Zeitpunkten am Tag. Als Idee: Man kann die Atmungsübungen übrigens auch durchführen, wenn man unterwegs ist, sei es im Bus oder im Auto an der Ampel.*

Die bewusste Atmung hilft, sich wieder mehr erden zu können und Hektik sowie Anspannung zu reduzieren.

Spüren und Berühren

Immer wieder versuchen, bewusst zu „spüren". Dabei nicht enttäuscht sein oder sich unter Druck setzen, wenn man nichts spürt. Das ist ganz „normal" und Bestandteil der Depersonalisation.
Dennoch sollte man immer wieder besonderes Augenmerk auf das „Spüren" legen.

- *„Spüren", dass ein Boden und Untergrund da ist. Hier kann auch Springen oder Tanzen helfen. Sich vergegenwärtigen, dass der Boden einen hält und vorhanden ist.*
- *Die eigenen Hände reiben, berühren und spüren*
- *Über Gesicht, Wangen und Körper streichen.*

- *Den Körper drücken, auch die Hände, Arme, Beine oder Füße.*
- *Bodenkontakt mit den Füßen aufnehmen. Dies kann durch häufiges Barfußlaufen unterstützt werden. Dabei ruhig mal bewusst über kalte Fliesen gehen oder im Winter auf den Balkon oder über kalten Schnee.*

Das Spüren lässt sich in Zeiten der Depersonalisation am besten über Berührungen erzielen, da die Gedanken die Gefühlswelt zu sehr blockieren.
Eine Therapeutin hat mir einmal empfohlen, ich solle mir vorstellen, dass mein Körper mit einem Bohrer verbunden sei, der sich in die Erde gräbt und sich damit verbindet. Ich war allerdings außer Stande mir dies vorzustellen. Daher sind meiner Meinung nach physische Übungen deutlich besser als gedankliche Vorstellungen, um wieder ein Körpergefühl zu erhalten. Zumal ja die Vorstellungskraft bei Depersonalisation in der Regel sowieso stark eingeschränkt ist.

Was sich in diesem Zusammenhang auch als wirksam gezeigt hat, sind folgende eher unkonventionelle Maßnahmen:

- ***„Ohrfeige“:***

  Sich selbst eine oder auch mehrere Ohrfeigen geben. Das habe ich selbst als hilfreich emp-

funden, zum Beispiel beim Autofahren, wenn man nicht mehr weiß, wer eigentlich das Auto steuert.

Die Ohrfeige sollte allerdings keine Selbstbestrafung sein, sondern eher ein Wachrütteln beziehungsweise ein Mittel, zumindest für einen kurzen Moment in die Realität zurückzukommen. Also ruhig sich selbst die „Ohrfeigen" liebevoll geben.

An dieser Stelle sei ganz bewusst erwähnt, dass mit der Ohrfeige auch keine Selbstverletzung gemeint ist. Dies würde eine zusätzliche psychische Problematik hervorrufen bzw. eher der ein Ausdruck einer separaten Problematik darstellen.

- ***„Kalt duschen":***

Die Berührung mit kaltem Wasser hilft, etwas wacher zu werden und sich leicht zu erden. Das bedeutet nicht, dass einfach kalt zu duschen ein Allheilmittel sein könnte. Allerdings trägt dies doch bei kontinuierlicher Anwendung in kleinem Maße mit zur Besserung bei.

Da trotz Depersonalisation das kalte Wasser weiterhin als unangenehm empfunden wird, reicht auch, sich nur kurz dem kalten Wasser auszusetzen, z.B. an den Füßen oder Händen.

Ich selbst habe es mir so angewöhnt, nach jeder warmen Dusche mich bewusst mit kaltem Wasser abzuduschen. Dies wurde dann zu einer Art Ritual und ich mache das auch heute noch. Es erinnert mich zumindest für einen kurzen Moment an den Drang, präsent und im „Hier und Jetzt" zu sein.

- ***„Gegenstände zum Berühren":***

Accessoires oder Gegenstände bei sich tragen, die man immer wieder anfasst, um Präsenz spüren zu können. Dies kann zum Beispiel ein Armband, ein Stein, ein Ring oder ähnliches sein. Hilfreich ist auch ein Gummiband, das man am Arm trägt und bei Bedarf gegen sein Handgelenk schnalzen lässt, um zumindest für kurze Zeit in die Realität zu gelangen.

Hierzu eine persönliche Geschichte:

„In den Zeiten meiner Depersonalisation begab ich mich leider immer wieder in berufliche Situationen, die sehr anstrengend waren und mich sehr forderten und teilweise auch überforderten. Bei einer mehrtätigen Geschäftsreise, bei der die Depersonalisations-Symptome extrem waren, wurde ich von einer amerikanischen Kollegin begleitet, der ich notgedrungen von meiner Erkrankung er-

zählte. Sie war sehr verständnisvoll und konnte sich gut in meine Problematik einfühlen. Sie gab mir damals ein Armband, es war mehr oder weniger ein einfaches breites Gummiband, auf das sie mit einem Edding-Stift „stay present" (übersetzt: „bleib präsent") geschrieben hatte. Dieses trug ich während dieser Reise und auch in Zeiten danach. Ich habe es immer wieder umfasst und daran „gerieben", wenn ich glaubte, mich zu verlieren oder habe es kurz gespannt und dann wieder losgelassen, wodurch ich meinem Körper kleine Impulse zuführte. Es hat zwar die Depersonalisation nicht geheilt, aber es war wie ein Ventil und Notnagel in schwierigen Situationen. Quasi ein ständiger Begleiter und Anker."

Schwerpunkt aller Maßnahmen ist es, für einen Moment wieder in die Realität zu kommen und aus dem Traumgefühl herauszutreten. Je konsequenter man dabei diesen Weg verfolgt, desto mehr dürfte man einen entlastenden Effekt feststellen.
Das Wissen um existierende Hilfsmittel kann weiterhin auch beruhigend wirken und Druck reduzieren, da man quasi einen „Notfallkoffer" für die Fälle hat, wenn man sich besonders depersonalisiert fühlt.
Die in diesem Kapitel beschriebenen Maßnahmen sind sicherlich nicht die Lösung des Prob-

lems der Depersonalisation, sie können aber für bestimmte Augenblicke eine Hilfe bedeuten und helfen, den Organismus zu beleben.

Im Folgenden sind noch einige weitere mögliche Hilfsmittel aufgeführt, die eine aktivierende Wirkung versprechen:

- *„Eisbeutel": Einen Eisbeutel oder einen Eiswürfelpack in den Nacken halten.*
- *„Massage –Igelball": Zum besseren Spüren von Gliedmaßen (z.B. Füße).*
- *„Ammola Riechstäbchen": Bei Bedarf ein Stäbchen gegen die Nase halten und den Duft einatmen. Der Geruch ist derart massiv und vermag die Sinne zu aktivieren.*
- *„Tigerbalsam": Ähnlich wie bei den Riechstäbchen soll der Geruch Gegenreize setzen.*
- *„In die Hände klatschen": Wenn man sich entfremdet fühlt, einfach immer wieder in die Hände klatschen, um sich selbst zu signalisieren, dass man sich in der Realität befindet.*
- *„Auf Boden stampfen": Bewusst mit den Füßen auf den Boden treten, um sich selber stark zu machen.*

Gefühle einfangen (Kreisende Handbewegung nach innen)

Bestandteil der Depersonalisation ist, dass man aus sich selbst „rausgeht" und sozusagen neben sich steht. Man fühlt sich wie getrieben und spürt sich selbst nicht mehr.

Hier gibt es eine einfache Übung, die einem zuerst das Getrieben-Sein vergegenwärtigt, beziehungsweise kurz fördert, und dann aber eine Entschleunigung und Erdung fördert.

1. „Aus sich heraus gehen":

   Diese Übung verdeutlicht einem die Entfremdungssymptomatik und simuliert leicht das „Aus-sich-Herausgehen". Das ist hilfreich, um sich die Symptomatik verständlich zu machen und den Bedarf an Erdung näher zu bringen.

   a. Man fasst seine Hände zusammen und lässt die Finger sich ganz leicht berühren.
   b. Dann macht man eine Bewegung der Arme nach oben und beschreibt eine Kreisbewegung im Uhrzeigersinn.
   c. Je schneller man das macht, desto mehr dürfte man merken, dass man

Hektik provoziert und fördert, dass man aus sich herausgeht.

2. „Erden und sich einfangen":

Nun macht man die entgegengesetzte Übung und fördert dabei bewusst die Erdung.

a. Man stoppt die Bewegungen im Uhrzeigersinn und beschreibt die Bewegung mit den Armen in die entgegengesetzte Richtung, also gegen den Uhrzeiger.
b. Wenn die Hände direkt am Körper entlanggleiten, stellt man sich vor (soweit möglich), dass man sich selbst wieder einfängt und einen Teil von sich dem Körper wieder zuführt.
c. Um das noch zu unterstützen, ist es sinnvoll - was sich aber vermutlich von selbst ergibt -, die Handflächen nach unten offen zu halten. Hierdurch verstärkt man die Erdung, drückt die „Gefühle" beziehungsweise seine geistigen Schwingungen nach unten gegen die Erde.
d. Wenn man die Hände nach oben führt, tief einatmen und bei der Handbewegung nach unten ausat-

men. Auf Höhe des Bauchnabels kurz verweilen und spüren, dass man sich selbst wieder etwas eingefangen hat.

Wenn diese Art der Übung als hilfreich empfunden wird, dann empfehle ich das Buch „Einander finden“ von *John Selby*. Es ist eigentlich ein Buch mit Übungen zur Psychologie der Begegnungen (Freundschaft, Beruf, Liebe), enthält allerdings einige hilfreiche Ansätze, die man zum Umgang mit Depersonalisation anwenden kann.

Stellvertretend sollen an dieser Stelle einzelne Übungen aus dem Buch von *John Selby* herausgegriffen werden, die sich gezielt auf die Aktivierung des Körpergefühls fokussieren *(Selby, S.69-101)*:

„Zentrieren“

Bei dieser Übung sollte man sich John Selby zufolge einen ruhigen Raum suchen und mit geschlossenen Augen dastehen. Bei Bedarf könne man auch die Augen auflassen.
Dann versucht man zu spüren, wie die Füße auf dem Boden stehen und beobachtet den eigenen Atem, wie die Luft durch die Nase ein- und ausströmt. Anschließend achtet man bewusst auf seinen Herzschlag

und sagt bei der Ausatmung unhörbar „Herzschlag" und wiederholt dies einige Male.
Bei der nächsten Ausatmung sagt man zu sich das Wort „Balance", und versucht, den Körper und seine Beziehung zur Schwerkraft zu spüren. Diese Übung soll bezwecken, dass man sich seines ganzen Körpers gleichzeitig bewusst wird.
Im Anschluss sagt man das Wort „Luft" und erweitert sein Bewusstsein, damit es auch die Luft einschließt, die man atmet und die Atmosphäre, die einen umgibt.
Beim nächsten Atemzug spricht man in Gedanken das Wort „Erde" und versucht sich des Bodens bewusst zu werden, auf dem man steht.
Man atmet abschließend noch eine Weile weiter und macht sich gleichzeitig der Atmung, des Herzschlags, der Schwerkraft, der Luft um einen herum und des Bodens bewusst.
Die Augen öffnet man erst dann, wenn sie es selbst wollen und achtet darauf, ob man sich auch bei geöffneten Augen der Atmung, des Körpers und der Außenwelt bewusst bleiben kann.

Aus eigener Erfahrung muss ich sagen, dass es mir lange Zeit schwer gefallen ist, diese Übung durchzuführen, da ich z.B. weder Herzschlag noch Boden bemerkt habe. Mit der Zeit aber habe ich allmählich mehr gespürt, was mit einer Verbesserung der Depersonalisation einherging.

Neben des *„Zentrierens"* gibt es noch einige weitere Übungen von *John Selby*, die sich vor allem auf die Energetisierung des Köpers fokussieren. Sie sind recht simpel anzuwenden und daher meiner Meinung nach gerade für von Depersonalisation Betroffene gut geeignet, da man dabei den Kopf „ausschalten" kann.

„Hände ausschütteln"

John Selby beschreibt bei dieser Übung, dass man die Hände in rhythmischer Bewegung kräftig ausschütteln soll, als ob man sie rechts und links von sich wegwerfen will.
Dann schüttelt man sie immer schneller, bewegt sie mehr und mehr nach oben, stellt sich auf Zehenspitzen und schüttelt die Hände schließlich hoch über dem Kopf.

„Beine ausschütteln"

Man hebt ein Bein an und schüttelt den Fuß aus. Dann hebt man das andere Bein an und wiederholt den Vorgang mit dem anderen Fuß.
Gleichzeitig sollte man laut John Selby darauf achten, während der Übung den Kontakt zur Atmung nicht zu verlieren, das übrigens analog auch bei den anderen Übungen zur „Energetisierung des Körpers" gilt.

„Den ganzen Körper ausschütteln"

Man steht mit beiden Beinen fest auf dem Boden und schüttelt den ganzen Körper nach beiden Seiten aus. Dabei empfiehlt John Selby, dass die Bewegungen nicht zwanghaft, sondern spielerisch erfolgen.

„Auf-und Abspringen"

Um den Körper mit Energie aufzuladen, macht es gemäß John Selby Sinn, einfach auf- und abzuspringen.
Hierfür stellt man sich mit leicht gespreizten Füßen auf den Boden und springt zuerst nur so hoch, dass die Füße sich lediglich leicht vom Boden abheben. Dann springt man immer höher, wie es einem Spaß macht.

„Stimulieren des ganzen Körpers"

Man beginnt, rhythmisch mit beiden Händen auf den Kopf zu klopfen und auch die Schultern mit einzubeziehen. Dabei solle man ruhig kräftig klopfen.
Als nächstes schlägt man sich auf die Brust und kann laut John Selby gerne auch Laute oder Schreie von sich geben, damit man innere Anspannung nach außen trägt.
Dann klopft man sich auf den Solarplexus (im Magenbereich) und auf den Bauch. Hier sollte man spü-

ren, wie sich die Bauchmuskulatur dabei zusammenzieht und hart wird, um den Schlägen zu begegnen. Im Anschluss klopft man noch weiter, auf den unteren Bauch- und Beckenbereich und erspürt nach und nach die eigene Stärke.
Nun klatscht man mit den Handflächen auf die Innenseite der Beine und anschließend mit einer Aufwärtsbewegung auf die Außenseiten der Beine und auf die Hüften. Dann behandelt man in gleicher Weise stimulierend auch die Hände und Arme, bis man den ganzen Körper, soweit man ihn selbst erreichen kann, beklopft hat.

Abschließend zum Thema der Erdung sei darauf hingewiesen, dass es viele Spezialisten gibt, wie z.B. Heilpraktiker oder auch Therapeuten, die sich speziell dem Thema des Erdens widmen.

Empfehlenswert in diesem Zusammenhang sind auch Chakrenbehandlungen oder „Energiearbeit“, die beide zum Ziel haben, den Energiefluss zu fördern sowie seelische Blockaden zu lösen. Man kann davon halten, was man will, aber auf Basis meiner Erfahrungen sind alternative Behandlungsmethoden besonders bei Depersonalisation durchaus anzuraten.

Augen entspannen

Ich war bei meiner Depersonalisation sehr stark durch unklares Sehen betroffen. Daher sind die folgenden Ausführungen durch diese Symptomatik begründet. Sollten Sie ein derartiges Problem nicht haben, dann überspringen Sie die nächsten Zeilen einfach.

Ein mögliches Symptom der Depersonalisation ist „Nebel vor Augen“. Das ist sehr belastend, da man einfach nicht mehr klar sieht, obwohl keine Sehschwäche vorliegt oder man bereits eine adäquate Brille trägt.

Warum die Dinge trotz „gesunder“ Augen verschleiert gesehen werden, ist schwer nachvollziehbar. Mein eigener Erklärungsversuch geht in zwei Richtungen:

1. Die Psyche möchte das Leben um einen herum nicht mehr anschauen. Denn wenn man die Umwelt nur verschleiert sieht, dann muss sich der Geist weniger damit beschäftigen. Man wird sozusagen lahm gelegt.

2. Durch eine Überlastung oder Überforderung des Gehirns sind die Augen im wahrsten Sinne des Wortes wie benebelt.

Ich denke, beide Erklärungen gehen in die gleiche Richtung, dass eine Überanstrengung vorliegt und es höchste Zeit ist, hier Abhilfe zu schaffen.

Da der Schleier vor Augen sich nur langsam zurückbildet, wenn er sich erst einmal zu einem chronischen Symptom entwickelt hat, ist es angeraten, den Heilungsprozess über Augenentspannungs-Übungen zu fördern. Denn es reicht bei Depersonalisation nicht aus, sich einfach mal eine gewisse Auszeit zu gönnen oder ein paar Tage in den Urlaub zu gehen. Depersonalisation ist hartnäckig und man kann sie in der Regel nicht so schnell ablegen.

Es gibt eine Vielzahl von Übungen, die in Literatur, im Internet oder auch auf Seminaren praktiziert werden. Ich selbst habe an einem Seminar zur Augenentspannung teilgenommen und hierbei wertvolle Erkenntnisse gewonnen.

Wenn das Augenlicht bei der Depersonalisation mit betroffen ist, dann rate ich dazu, sich bewusst um die Erholung der Augen zu kümmern. Denn ein ständiger Nebel vor Augen ist sehr belastend und fördert Angst- und Paniksymptome.

Eine mögliche Strategie, das Benebeltsein der Augen zu reduzieren, ist eine Augenentlastung herbei zu führen.

Hierzu auszugsweise einige exemplarische Übungen, die ich selbst immer wieder angewendet habe:

Abschirmen
Passive Entspannung Auge und Gehirn, gegen Augenermüdung, Verbesserung der Augendurchblutung und des Sehvermögens

- Hände reiben (=Wärme, Energie, Entspannung) und über Kreuz legen. Dann in einer angenehmen Position die Hände vor den Augen halten und so eine Weile verbleiben.
- Hinweis: Nach dem Auflegen der Hände sollte es dunkel sein, deshalb die Augen schließen (Ruhige Atmung, Entkrampfung der Atmung, bequeme Sitz- oder Liegeposition)
- Abschluss: 2 bis 3 tiefe Atemzüge nehmen, bei geschlossenen Augen die Hände langsam wieder wegnehmen. Mit den Fingern über die Augenlider und das Gesicht leicht abstreifen. Durch die Augenlider gelangt wieder Licht. Gähnen, strecken, nun langsam die Augen öffnen und in den Raum zurückkommen. Das Blinzeln nicht vergessen.
- Das Abschirmen (oder auch Palmieren genannt) ist eine der zentralen Augenent-

spannungs-Übungen und bringt Entlastung sowie Entspannung. Es berührt das Sehvermögen und wirkt in den geistigen, psychischen und physischen Bereich des Menschen.

Klopfmassage
Augenmuskellockerung, Verspannungen lösen

- Augen schließen
- Mit den Fingerspitzen Klopfbewegungen durchführen…
    - Um die Augen herum (die Stirn über den Augenbrauen dabei mit einbeziehen)
    - Vom oberen Haaransatz, bis hin zu den Schläfen, an den Wangen vorbei (vor den Ohren) bis hin zu den Wangenknochen (Kiefer)
    - Vom Nacken bis hin zur Kopfdecke

Bewusstes Blinzeln – Lidschlag
Befeuchtung der Augenoberfläche, Entlastung

- Lidschlag bewusst 6x durchführen, Augen schließen, wieder 6x blinzeln, Augen schließen, usw. - etwa eine Minute lang.
- Danach die Augen noch etwas geschlossen halten.

Nackenmassage
Verspannungen mindern und lösen, Muskellockerung

- Mit rechter/linker oder mit beiden Händen Nacken fassen und massieren. Abwechselnd mehr mit Daumen / Fingern oder zusammen.
- Dabei kleine, langsame Kopfbewegungen durchführen und evtl. gelassen hin und her gehen.

Blickstafette
Entlastung bei „starrem Blick"

- 5 Objekte im Bereich Ferne bis Nähe auswählen und nacheinander fixieren.
- Beim Blick vom ferneren zum näheren Objekt „einatmen", von näheren zum ferneren Objekt „ausatmen".
- Beim Fixieren der einzelnen Objekte kurz verweilen. Objekt mit Interesse anschauen.

Sollten Probleme mit den Augen vorliegen, dann ist zu empfehlen, diese Art der Übungen (die nur einen Auszug darstellen) immer wieder durchzuführen. Auch hier braucht man viel Geduld, da sich Ergebnisse nicht sofort einstellen.

Weitere einfache Tipps zum Sehen:

- Mit den Augen blinzeln (1), dann versuchen Augen zu entspannen (2) und anschließend tief ausatmen (3). Diese Übung kann man in jeder Situation durchführen.

- In Zeiten der Depersonalisation ist man mit „fremden“ Eindrücken konfrontiert, die einen verunsichern und die durch das Gehirn kaum verarbeitet werden können. Daher immer wieder daran denken, die Augen nicht zu sehr aufzureißen und besser etwas „kleiner“ zu machen - da sonst zu viele Eindrücke in einen einströmen. Dann versuchen, entspannt zu schauen. Hintergrund: Wenn man die Augen zu weit offen hat, weiß man nicht mehr genau, was „ich selbst bin“ und was „die Umwelt“.

- Zwei Punkte im Raum fixieren, dann immer links und rechts von Punkt zu Punkt schauen (1). Anschließend entspannen (2), ausatmen (3), Kiefer entspannen (4), blinzeln (5).

Umgang mit zweidimensionalem Sehen

Bei starker Depersonalisation ist es sehr wahrscheinlich, dass man Objekte und die Umwelt nicht mehr dreidimensional sieht. Man hat das Gefühl, auf gemalte Bilder zu blicken, die keine Konturen und Tiefen enthalten. Man sieht sich somit mit zweidimensionalem Sehen konfrontiert, was sehr belastend ist, da es fremdartig und nicht nachvollziehbar erscheint. Man kann sich diesen Zustand einfach nicht erklären.

Wie generell bei der Depersonalisation ist eine Grundregel, sich hierdurch nicht verunsichern zu lassen, sondern den Zustand für den Moment - auch wenn dieser Moment sich über eine längere Zeit hinzieht - einfach hinzunehmen. Man sollte es als einen vorübergehenden Status ansehen.

Dennoch bleibt aber das belastende Gefühl, was wiederum sehr schnell zu andauernden Panikgefühlen führen kann. Aus diesem Grund ist die Problematik des zweidimensionalen Sehens nicht zu unterschätzen.

Es gibt allerdings kleine Tricks, die den Umgang mit diesem Zustand etwas abmildern. Ich habe für mich bemerkt, dass es hilfreich ist, den Blick etwas nach oben zu wenden, wenn man in der Natur oder in der Stadt unterwegs ist. Dabei bewusst - aber nicht fokussiert - auf Hausgiebel oder auf die Kronen von Bäumen achten.

Bei Betrachtung der Ausmaße von Hausdächern oder dem Astgeflecht von Bäumen kann man erahnen, dass die Welt nicht flach ist.

Wenn dieser Ansatz nicht hilft, dann empfehle ich alternativ eine andere Methode, die das plastische Sehen auf interessante Weise verdeutlicht. Ich wende diese Übung ab und zu auch heute noch an, wenn ich in der Natur bin oder beim Joggen. Denn ab und zu können sich bei mir auch wieder kurz Depersonalisations-Symptome einstellen und ich meine dann, wenn zumeist auch nur vorübergehend, das dreidimensionale Sehen verlernt zu haben.

Ich richte meinen rechten Daumen auf und halte ihn ungefähr 30 cm vor mein rechtes Auge. Das linke Auge schließe ich dabei. Die Übung geht natürlich analog umkehrt mit dem linken Daumen. Dann versuche ich einerseits auf den Daumennagel zu schauen, als auch auf die Umgebung dahinter. Man darf jetzt keine Wunder erwarten, aber man bemerkt ganz leicht, dass die Welt nicht flach ist. Man hilft sozusagen dem Gehirn zu bemerken, dass es eine Tiefe in der Betrachtung von Dingen gibt.

Auch wenn die Impulse auf das Gehirn durch die Übung unter Umständen nur sehr gering sind, so beginnt man doch, sich mit der Depersonalisation positiv auseinander zu setzen und sich ihr nicht einfach zu überlassen. Wiederholtes (unverkrampftes) Trainieren des räumlichen Sehens wird sich nach meiner Erfahrung auf lange Sicht positiv auszahlen.

Zum Abschluss dieses Abschnitts möchte ich noch zwei Übungen aus dem Buch „Einander finden" von *John Selby (S. 85-94)* vorstellen. Beide Übungen tragen mit dazu bei, wieder mehr in die

Gegenwart zu kommen, indem man sich auf Bewegung und Farbe konzentriert.

1. *„Die Wahrnehmung von Bewegung“*

Auf Basis der Übung von John Selby – die ich etwas modifiziert darstellen möchte - sucht man sich am besten einen Platz, wo man in die Ferne schauen kann und lässt den Blick einfach ruhen. Dann versucht man einige Atemzüge lang, Bewegungen der Umwelt zu entdecken.
Wenn man unverkrampft schaut und auf Bewegungen achtet, kann man die Wahrnehmungsfähigkeit fördern, da man bemerkt, wie sich verschiedene Objekte (z.B. Autos, Personen, Bäume, etc.) gleichzeitig bewegen und nicht statisch sind.
Die Übung hilft somit, mehr in die Gegenwart zu kommen und dem Bewusstsein zu verdeutlichen, was sich in diesem Moment tatsächlich vor den Augen abspielt.

2. *„Die Wahrnehmung von Farbe“*

John Selby weist darauf hin, dass unser kognitiver Geist entspann wird, wenn wir uns allein darauf konzentrieren, eine Farbe zu erfassen, ohne uns für die Umrisse, die Form und Bezeichnung des Objektes zu interessieren.
Um das zu üben, schaut man sich im Raum oder der Gegend um, nur mit dem Ziel, Farbe wahrzunehmen. Dabei konzentriert man sich auf eine bestimmte Farbe, die man entdeckt (als Beispiel nenne ich ein

rotes Logo auf dem Dach einer Firma) und achtet dann darauf, was man sonst noch von dieser Farbe bemerkt (z.B. rotes Verkehrsschild, rote Hauswand, rotes Auto, etcc…).
Auf diese Art und Weise kann man trainieren, „alles gleichzeitig zu erfassen" und einen Kontakt zur Außenwelt herzustellen.

Sport

Nicht jeder mag Sport, aber ich habe in den ganzen Jahren festgestellt, dass sportliche Betätigung sich positiv auf Depersonalisation auswirkt. Die Symptome lassen sich abschwächen. Hierbei muss man allerdings zwischen Phasen *schwerer* und *leichter Depersonalisation* unterscheiden.

Ich habe die Depersonalisation zwar überwunden, allerdings zeigen sich bei mir auch heute noch immer wieder Entfremdungssymptome. Die treten mitunter auf, ohne dass ich sie erklären kann. In diesen Phasen, die ich als *leichte Depersonalisation* bezeichne, hilft Sport ungemein, um die Symptome wieder relativ rasch in den Griff zu bekommen. Nach körperlichen Betätigungen, sei es durch Schwimmen, Joggen oder im Fitnessstudio (z.B. Crosstrainer), ist die Depersonalisation deutlich abgeschwächt. So sind zumindest meine Erfahrungen.

Welche Sportart hier am besten wirkt wage ich nicht zu beurteilen. Ich denke, das muss jeder für sich selber herausfinden.

Am besten ist eine sportliche Betätigung, bei der man sich wohlfühlt, man auch gefordert wird und man das Gefühl hat, seinen Körper spüren zu können. Meines Erachtens funktioniert dies am besten bei Ausdauersport, bei der man sich für eine begrenzte Zeit auf sich selbst konzentriert und aktiv etwas für seinen eigenen Körper tut. Auch Kraft- oder Kampfsport kann hilfreich sein.

Es ist durchaus möglich, dass man sich während der sportlichen Betätigung entfremdet fühlt, aber die positiven Empfindungen und eine Rückkehr in die Realität dürften sich nach dem Sport zeigen.

Allerdings sollte man davon absehen, zu viel von der sportlichen Anstrengung zu erwarten und sich unter Umständen unter Druck zu setzen, dass die Depersonalisation nach einer halben Stunde Joggen verschwunden sein könnte. Das wäre zu einfach und vermessen. Eine zu starke Selbstbeobachtung in dem Sinne „ist die Entfremdung jetzt weg nach meinem Besuch des Fitnessstudios?" wäre kontraproduktiv.

Geduld ist das höchste Gut bei der Bewältigung der Depersonalisation. Man sollte sich eher die Einstellung aneignen, dass jede sportliche Betätigung auf lange Sicht hilft, der Depersonalisation Herr zu werden.

Eingangs des Abschnitts „Sport“ habe ich darauf hingewiesen, dass es einen Unterschied zwischen *schwerer* und *leichter Depersonalisation* gibt. In den Phasen gemäßigter Depersonalisation erzielt man durch Sport häufig unmittelbare Besserung bei den Entfremdungssymptomen.

Bei *schwerer Depersonalisation*, die sich bereits über einen längeren Zeitraum chronisch verfestigt hat, kann Sport unter Umständen als belastend, unangenehm und als ein zusätzlicher Stressfaktor wahrgenommen werden.

Bei mir selbst war es so, dass mich jeder Sport extrem gestresst hat, als es mir nicht gut ging. Im Nachhinein kann es durchaus auch damit zusammenhängen, dass ich sehr verbissen versucht habe, durch meinen Sport eine unmittelbare Besserung zu erreichen, die sich aber nicht eingestellt hat. Aber das ist nur ein Erklärungsversuch.

Aus meiner Sicht ist es grundsätzlich schwer auszuhalten, sich einer sportlichen Betätigung wie zum Beispiel „Joggen“ hinzugeben, wenn man sich selbst nicht mehr wahrnimmt und die Umwelt einem komplett fremd erscheint. Dies ist ein ungemeiner Stressfaktor, der einen an dem Sport keine Freude finden lässt.

Von daher ist in Zeiten *schwerer Depersonalisation* Sport mit Bedacht anzuwenden und nur die Sportarten durchzuführen, bei denen man sich zumindest in einem gewissen Maße wohlfühlen kann. Mit anderen Worten sollte die sportliche Betätigung nicht verkrampft, sondern behutsam durchgeführt werden. Wenn man sich beim Sport gestresst fühlt, dann lieber die sportliche Betätigung für eine Weile unterbrechen als ihr mit aller Gewalt nachzugehen.

Allerdings empfehle ich, den Sport nicht komplett sein zu lassen, wenn man das Gefühl hat, dass jegliche Anstrengung einen stresst. Hier muss man sich manchmal auch etwas überwinden, da Sport grundsätzlich ein zentrales Hilfsmittel gegen Depersonalisation ist.

Denn körperliche Anstrengung setzt den Körper in Bewegung und aktiviert ihn. Aber wie gerade beschrieben, sollte man behutsam vorgehen und für sich selber herausfinden, welche Sportart und welches Maß an Sport einem gut tut.

6. Gedankliche Leitsätze

Mit Depersonalisation umzugehen, ist kontinuierlich eine große Herausforderung. Insbesondere dann, wenn die Depersonalisation chronisch geworden ist und die Symptomatik einen komplett ergriffen hat. Man fühlt sich ohnmächtig und unfähig, einen Ausweg zu finden. Ein permanenter Druck, Überforderung, empfundene Unzulänglichkeit hat sich breit gemacht. Man glaubt, hier niemals rauskommen zu können und dem Leben nicht mehr gewachsen zu sein.

Es bleibt einem dennoch nichts anderes übrig, als seinen gesamten (verbliebenen) Mut zusammen zu nehmen und sich der Erkrankung zu stellen. Anders gesagt, man muss auf eine gewisse Art und Weise „kämpfen", auch wenn es schwerfällt.

Gleichzeitig ist zentral, Ruhe zu bewahren, keine Erwartungen an sich selber zu stellen und sich nicht unter Druck zu setzen, wenn sich Veränderungen nicht einstellen. Denn man braucht bei Depersonalisation „Geduld, Geduld und Geduld".

Es gibt auf Basis meiner Erfahrungen leider nicht die „eine Methode", um der Erkrankung Herr zu werden. Vielmehr ist es eine Summe an Maßnahmen, die zur Heilung beitragen.

In diesem Kapitel sollen verstärkt gedankliche Leitsätze thematisiert werden, die hilfreich sein können, mit der Depersonalisation umzugehen und die dazu beitragen, dass sie sich nicht weiter verstärkt. Das trifft vor allem bei leichter Depersonalisation zu. Hier kann man insbesondere mit gedanklichen Mitteln die Depersonalisation etwas abschwächen und im Zaume halten. Aber auch bei schwerer Depersonalisation macht es Sinn, sich den mentalen Hilfen anzunehmen.

An dieser Stelle ein genereller Hinweis: Ich muss zugeben, dass in Extremsituationen die gedanklichen Leitsprüche oft sehr begrenzt sind. Je mehr man der Depersonalisation ausgesetzt ist und vielleicht sogar im „Panikmodus" ist, desto schwieriger ist es, noch einen klaren Gedanken zu fassen und der Symptomatik Einhalt zu gebieten.

Dennoch macht es Sinn, sich mit den Leitsätzen zu beschäftigen, sie ins Bewusstsein gelangen zu lassen - insbesondere in Phasen abgeschwächter Depersonalisation - und bei Bedarf anzuwenden.

Einige der im Folgenden aufgeführten Leitsprüche repräsentieren aktive Hilfsmittel, andere haben eher den Anspruch, eine geänderte mentale Sichtweise zu fördern. Allen ist gemein, dass sie nach meiner Überzeugung langfristig einen positiven Effekt auf die Depersonalisation haben.

„Ich, jetzt, hier“

Es gibt drei Worte, die eine nicht zu unterschätzende Wirkung haben, um sich wieder in die Realität zu bringen, wenn auch nur ansatzweise.

In den Momenten, in denen man sich entfremdet fühlt, bewusst einzelne Worte laut und betont vor sich hin sagen:

- „ICH“
- „JETZT“
- „HIER“

Hierdurch hilft man, sich aktiv selbst ins „Hier und Jetzt“ zu sprechen.

Bei chronischer Depersonalisation macht es Sinn, das immer wieder zu machen. Insbesondere in den Momenten, in denen man meint, die Depersonalisation sei dabei, einen einzunehmen. Man begegnet der Depersonalisation und teilt ihr mit, dass „ich in der Realität bin“.

Einfach immer wieder üben, sei es im Auto, auf der Straße oder sonst wo.

Als Erweiterung ist auch folgendes hilfreich: Äußerst langsam – ohne Schuhe - durch die Wohnung gehen und ganz bewusst die Füße im Schneckentempo abrollen lassen. Dabei versuchen, Zentimeter für Zentimeter Kontakt mit dem Boden aufzunehmen. Darüber hinaus, mehrmals in Gedanken den Satz „Ich, jetzt, hier“ ruhig vor sich her sagen.

„Stopp"

Bei Depersonalisation rasen die Gedanken im Kopf. Man ist wie auf einer Gedankenautobahn und verliert den Kontakt zu sich selbst bzw. hat ihn unter Umständen bereits verloren.

Wenn Entfremdungsgefühle einen ergriffen haben, dann versucht man verzweifelt dagegen anzukämpfen und will sie nicht wahrhaben. Man hat Angst davor, völlig abzudriften und den Bezug zur Realität zu verlieren. Durch die Angst aber verstärkt sich die Entfremdung umso mehr. Gleichzeitig schüttet der Körper durch die Angst Adrenalin aus, was zu Schwindel und Unwohlsein führt.

Daher ist es eine kleine Hilfe, sich bewusst der Angst zu stellen und dem Gedankenstrom Einhalt zu gebieten, indem man am besten laut „Stopp" vor sich hin sagt. Man befiehlt sozusagen der Angst, nicht noch mehr Besitz von einem zu nehmen.

Einfach mal bewusst üben und schauen, ob man damit etwas erreicht. Dabei auf eine klare und selbstbewusste Sprache achten.

Ich muss dazu sagen, dass „Stopp" die Depersonalisation sicherlich nicht unterbindet. Manche Psychotherapeuten würden das vielleicht behaupten, aber so einfach gestrickt ist die Depersonalisation ja nicht.

Die Ansage funktioniert meines Erachtens am besten, wenn die Depersonalisation nur schwach ausgeprägt ist. Bei starker Entfremdungssymptomatik ist das zuweilen nur ein Strohfeuer.

Aber, es macht durchaus Sinn, sich des Wortes „Stopp“ anzunehmen und es immer wieder mit den Worten „Ich. Jetzt. Hier“ zu kombinieren.

Man sollte für sich einen Weg finden, wie man Ansatzpunkte finden kann, im „Hier und Jetzt“ zu leben. Hier ist „Stopp“ ein kleiner Ansatzpunkt in einer Kette verschiedener Maßnahmen, den man sinnvollerweise mit einem Hobby unterstützt, das einen ablenkt. Sei es zum Beispiel durch Malen, Gestalten, Musik oder Sport. Eben einer Aktivität, bei der man „Ich“ sein kann. Welche das ist, muss natürlich jeder für sich selbst entdecken.

„Es gibt keine Bedrohung, ich nehme das gerade nur so wahr“

Sich bewusst machen, dass die Entfremdungssymptome keine abartigen Phänomene sind, sondern nur vorübergehende veränderte Wahrnehmungen des Gehirns. Auch wenn es schwerfällt, sich vor Augen halten, dass keine Bedrohung vorliegt, sondern man im Moment nur anders wahrnimmt.

Wenn man die Depersonalisation als bedrohlich ansieht, gerät man in Gefahr, sie zu verstärken. Daher ihr mit Gelassenheit begegnen und sich klarmachen, dass sie kein Dauerzustand sein wird: „Was auch kommt, es ist nicht das Ende und nur vorübergehend".

„Ich muss überhaupt nichts"

Wenn man von Depersonalisation betroffen ist, dann ist das Leben nur schwer zu meistern und die leichtesten Dinge werden beschwerlich. Man fühlt sich permanent gestresst.

Um mit diesem Zustand umgehen zu können, sollte man sich immer ein Hintertürchen offen lassen und die Vorstellung erlauben, „rein gar nichts zu müssen".

Also wenn manche Aufgaben in bestimmten Situationen als nicht mehr bewältigbar erscheinen, dann sich eine Rückzugsmöglichkeit zugestehen, ohne ein schlechtes Gewissen zu haben.

Dazu zählt auch, sich zum Beispiel aus der Arbeit oder dem Privatleben für eine bestimmte Zeit zurückzuziehen, wenn man mit der Depersonalisations-Symptomatik nicht mehr zurecht kommt. Ich weiß, das wird für jeden unterschiedlich schwierig sein, da jeder sich in einer anderen Situation befindet. Aber grundsätzlich hilfreich ist in diesem Zusammenhang, sich vorab einen Notfallplan zu erarbeiten, den man bei Bedarf abrufen kann, wenn es „hart auf hart" kommt: ein außerplanmäßiger Urlaub, sich krankschreiben lassen, ein Ort, wo man sich geborgen fühlt, etc.

Allein die Gewissheit, dass man bei Bedarf diesen Notfallplan abrufen kann, nimmt einem etwas von dem Druck, auf den die Depersonalisation sich gerne stützt.

„Nein, das möchte ich jetzt nicht"

Depersonalisation ist nach meinen Erkenntnissen Ausdruck einer Art Flucht, um sich vor Überforderung zu schützen. In diesem Zusammenhang ist hilfreich, klar zu äußern, was man möchte und was nicht, um sich nicht in weitere Fluchtzustände begeben zu müssen.

Daher bewusst auch mal „nein" sagen und versuchen, in sich hinein zu hören. Klarheit ist hilfreich, um dem Nebel der Depersonalisation entgegen zu treten. Sich klar machen, unter Umständen auch notieren, wann man „ja" und wann man „nein" sagen will.

„Ich habe ein Ziel"

Bei Depersonalisation fühlt man sich zumeist orientierungs- und planlos. Um diesem Zustand entgegen zu treten, sollte man möglichst strukturiert agieren und sich Ziele vor Augen halten.

Damit ist einerseits gemeint, sich klar zu werden, was man eigentlich will und wo man hinwill. Sich gleichzeitig aber auch bewusst zu machen, dass dies unter Umständen noch dauern kann, da man eben gerade von Depersonalisation betroffen ist.

Bevor man ein großes Ziel angeht fängt die Struktur bereits im Kleinen an. Sprich, es macht Sinn, jeden Tag für sich klar zu ordnen und verschiedene Aktionen des Tages als einzelne Wegmarken zu sehen.

„Ich vertraue mir"

Die Ursachen der Depersonalisation sind von Person zu Person unterschiedlich. Häufig dürfte meiner Meinung nach aber eine Form von Selbstzweifeln vorliegen. Hier kann man sich selbst einmal hinterfragen, ob das nicht ein Grund für die Depersonalisation sein könnte.

Auf jeden Fall verliert man in Zeiten der Depersonalisation das Vertrauen zu sich, zur Umwelt und an die Zukunft. Das ist aber ganz normal und nicht verwunderlich.

Vertrauen wieder aufzubauen ist kein leichtes Unterfangen, vor allem wenn man das Gefühl hat, jeglichen Halt verloren zu haben und einem alles nur noch fremd vorkommt und wenn Freunde oder Partner sich von einem abwenden, weil sie mit der Situation nicht klar kommen.

Was aber letztlich bleibt, ist man selbst. Daher ist ganz zentral, sich selbst zu vertrauen und daran zu glauben, dass man aus der Depersonalisation wieder herauskommt. Es macht Sinn, am Vertrauen zu sich selbst zu arbeiten und wieder ein eigenes Selbstbewusstsein aufzubauen, das durch die Depersonalisation einfach gelitten hat.

„Ich vertraue mir" ist ein Leitsatz, den man sich verinnerlichen sollte. Man kann diesen Satz gerne immer wieder laut zu sich sagen.

Auch der Glaube an eine höhere Macht kann helfen. Ganz egal, in welcher Form oder Religion. Das mag für viele möglicherweise absurd klingen, aber das Vertrauen zu ‚seinem' persönlichen Gott, der die Dinge irgendwie regeln wird, kann einem etwas den Druck und die Angst wegnehmen.

„Vielleicht hat ja alles seinen Sinn". Im Nachhinein denke ich, dass meine persönliche Geschichte einen Zweck hatte, denn ich musste mich von beruflichen wie privaten Zwängen befreien. Ohne die extreme Depersonalisation hätte ich mich unter Umständen nicht geändert.

„Ich achte auf mich"

Achtsamkeit ist bei dem Umgang mit der Depersonalisation elementar. Vereinfacht gesagt, sollte man auf sich achten, was unter Umständen in der Vergangenheit nicht immer der Fall war.

Man sollte beginnen, sich selbst treu zu bleiben und sich mitteilen, dass man von nun an auf sich achtet. Komme, was wolle. Dabei kann man versuchen, sich das im Selbstdialog „liebevoll“ mitzuteilen.

Depersonalisation ist die Reaktion auf irgendetwas im Leben, das nicht stimmt oder nicht gestimmt hat. Hier macht es Sinn, das Bewusstsein für sich aufzubringen und sich selber in den Vordergrund zu stellen. Man sollte dem eigenen Körper oder Geist signalisieren, alles für ihn zu tun, damit es ihm gut geht.

Das ist dann besonders effektiv, wenn man das Gefühl hat, von der Depersonalisation überrollt zu werden. Dann sollte man sich verdeutlichen, dass man zu sich selbst steht und die Kraft hat, hier wieder herauszukommen.

Achtsamkeit ist zuletzt ein häufiges Schlagwort in den Medien geworden. Es gibt hierzu auch viel Literatur oder auch Seminarangebote. Ich empfehle, sich mit diesem Thema einmal auseinander zu setzen und für sich selbst zu schauen, was hier für einen passen könnte.

Ich selbst habe zum Beispiel einmal an einem Achtsamkeits-Seminar teilgenommen, das den Titel „Pferde, als Spiegelbild von Führungsqualität“, trug. Das mag sich etwas skurril anhören, hat sich aber sehr gelohnt. Dabei muss ich dazu sagen, dass ich bis dato nicht besonders viel mit Pferden am Hut hatte.

Wie auch immer, ich habe aus diesem Seminar auf jeden Fall einiges für mich mitgenommen. Im

Gesamtkontext vieler Maßnahmen war dies bestimmt auch ein kleiner Baustein, der zur Genesung beigetragen hat.

Bei dem Seminar wurde unter anderem vermittelt, dass Pferde viele positive Eigenschaften symbolisieren wie *Freiheit, Kraft, Unbeschwertheit, Dynamik, Schönheit* und *Ausstrahlung*. Darüber hinaus, wie bedeutsam in der Interaktion mit Pferden eine *strukturierte* und *zielgerichtete* Verhaltensweise ist. Durch den anschließenden Kontakt mit den Pferden und verschiedenen Übungen bekam man Ansatzpunkte, wie man solche Eigenschaften auf sich übertragen kann und wie sich Pferde allein durch Gedankenkraft sowie ein klares Auftreten des Menschen anleiten lassen. Ich denke jeder, der von Depersonalisation betroffen ist, dürfte mir hier Recht geben, dass die gerade beschriebenen Eigenschaften einem selbst bei Depersonalisation verloren gehen.

Mit anderen Worten tragen verschiedene Achtsamkeitsübungen mit dazu bei, sich selbst wieder zu finden und unter Umständen auch neu zu erfinden. Die Beschäftigung mit dem Thema „Achtsamkeit“ lohnt sich daher definitiv aus meiner Sicht.

„Das bin ich nicht“

Die Depersonalisation verursacht mitunter sehr seltsame und abartige Wahrnehmungen. Der Geist spielt verrückt.

Diese Phänomene spielen sich im Kopf ab und kommen somit aus einem selbst. Es gibt irgendwelche Ursachen, die es herauszufinden gilt.

Allerdings ist eine Option, sich von der Depersonalisation zu distanzieren, indem man z.B. sagt: „Das ist nicht mein Schwindel", oder „das ist nicht meine Benommenheit", um die Symptome abgeben zu können.

Gleichzeitig versucht man sich gedanklich abzuschotten, als ob man einen Schutzschild um sich herum aktiviert, und lässt die Entfremdung wie in einem Orkan an sich vorüberziehen.

Falls möglich wartet man, bis man wieder Kontakt zu sich selber aufnehmen kann, einen Impuls aus dem Bauch bekommt und sich wieder etwas spüren kann.

„Ich will"

Depersonalisation führt zu „Nebel" im Kopf und mitunter vor den Augen. In diesem Zusammenhang ist Klarheit in der Kommunikation mit anderen und die Aufrichtigkeit sich selbst gegenüber essenziell. Man sollte klar verdeutlichen, was man will und was man nicht will. Es ist bedeutsam, auf seine Bedürfnisse zu achten.

Je entfremdeter man ist, desto weniger fühlt man sich im Stande „klar" zu sein. Dennoch hilft aus meiner Erfahrung, wenn man jeden Tag versucht, „aufrichtig“ zu sein und sich selbst wie auch anderen - nichts vorzumachen.

Von daher immer wieder versuchen, in sich hinein zu horchen und darauf achten, wie klar man selber in seiner Kommunikation ist.

Die Depersonalisation führt dazu, dass man sich selbst von sich entfernt und man irgendwann unter Umständen nicht mehr weiß, wer man selber ist. Ein Teil der Heilung besteht darin, in allen Lebenslagen „immer bei sich zu bleiben“. Wenn das „bei sich bleiben“ auf Grund der Erkrankung schwer fällt, dann bewusst auf das „Ich will“ achten. Je klarer man ist, desto schneller und erfolgreicher kann man gegen die Depersonalisation ankämpfen.

„Ich kümmere mich nicht um die Symptome“

Betroffene von Depersonalisation werden mir zustimmen, dass man es bei dieser Erkrankung häufig mit sehr extremen Symptomen zu tun hat. Viele Betroffene meinen sogar, sie litten an Schizophrenie, da sie glauben, nicht mehr im Besitz ihrer Sinne zu sein. Das Gleiche habe ich selbst lange Zeit auch gedacht, da ich mich nicht mehr „normal“ fand.

Aber ich kann alle von Depersonalisation Betroffenen beruhigen, dass dem nicht so ist. Wer sich selbst eine derartige Frage stellen kann, ob man vielleicht schizophren ist, leidet nicht daran. Depersonalisation hat einfach die „Gabe“, dass man sich als abartig wahrnimmt.

Die Erkenntnis hilft einem natürlich nicht besonders, wenn man mitten in einer schweren Depersonalisationsphase ist oder mit chronischer Depersonalisation - die sozusagen mehrere Jahre andauert - zu tun hat.

Man kann jedoch anfangen, Brisanz aus den Symptomen zu nehmen, indem man sie nicht so ernst nimmt. Hier hilft es zu üben, die Symptome als „nicht schlimm“ anzusehen.

Das klingt leichter gesagt als getan, aber es ist wichtig, aus dem Kreislauf der Selbstbeobachtung heraus zu kommen. Denn bei Depersonalisation tendiert man dazu, sich andauernd zu beobachten und zu hinterfragen, ob man die Umwelt und sich selbst immer noch als fremd wahrnimmt.

Mir fällt selber heute noch immer wieder auf, dass ich ab und zu die Umwelt als verändert wahrnehme. Hier habe ich zwei Möglichkeiten:

1. Ich hinterfrage es, lasse die Angst zu und sage mir, dass ich diese Wahrnehmung nicht möchte. Gleichzeitig male ich mir aus, was passiert, wenn dieser Zustand bleibt.

2. Ich nehme es einfach so hin und sage zu mir: „Okay, ich nehme gerade anders wahr. Aber das kümmert mich

> jetzt nicht, es ist halt so und geht auch wieder weg."

Sehr lange bin ich der ersten Möglichkeit erlegen und habe bemerkt, dass sich die Symptomatik immer mehr verstärkt hat. Seit dem Zeitpunkt, ab dem ich verstärkt der zweiten Option nachgegangen bin, habe ich es geschafft, die Depersonalisation besser in den Griff zu bekommen.

Es bleibt sicherlich eine tägliche Herausforderung, den Symptomen weniger Beachtung zu schenken, da Depersonalisation sehr hartnäckig ist. Es dauert sehr lange, bis man die Symptomatik aus dem Kopf bekommt. Denn wenn man einmal mit grenzwertigen Erfahrungen zu tun hatte, dann kann man sie nicht einfach abstreifen. Ich habe mir aber irgendwann einfach zugestanden, dass dem halt so ist.

In diesem Zusammenhang noch einige exemplarische Hilfestellungen, wenn man es mit grenzwertigen Erfahrungen zu tun hat:

> *Was tun gegen Panik? Beispiel: Wohnung wird als verändert wahrgenommen.*
>
> - *Langsam durch die Wohnung gehen*
> - *Die Wohnung bewusst wahrnehmen.*
> - *Sich klar machen, dass es nicht schlimm ist, die Wohnung anders wahrzunehmen. Ist nur vorübergehend, da der Kopf gerade rebelliert.*

- *Gegenstände der Wohnung berühren, tief durchatmen, schmunzeln.*
- *Sich verdeutlichen, dass normalerweise die Wohnung nicht so bewusst wahrgenommen wird, daher werden Unterschiede bemerkt.*
- *Akzeptieren und bejahen: „Okay, ich habe gerade Panik. Ist jetzt halt so. Das geht irgendwann vorüber. Ich lass es über mich ergehen, wie einen Orkan und ducke mich solange".*
- *Generell: Stresssituationen aus dem Weg gehen und sich nicht weiteren Stressfaktoren aussetzen. Sich selber eine Rückzugsmöglichkeit erlauben, bis der „Orkan" vorüber ist.*

Gefühl, nicht zu wissen, wo man ist, was hinter einem oder im nächsten Raum passiert

- *Sich verdeutlichen, dass man normalerweise nicht daran denkt und die Wahrnehmung einfach verändert ist. Man weiß sonst auch nicht, was hinter einem passiert.*
- *Akzeptieren und bejahen.*
- *Sich selbst eine Rückzugsmöglichkeit erlauben und sich aus Stresssituationen entfernen*

„Mir passiert nichts"

Bei Depersonalisation sollte man sich klar machen, dass diese Erkrankung Angst bewirkt und verschiedenste Symptome verursachen kann. Angst kann zum Beispiel Schwindel hervorrufen oder Schwindel verstärken.

Gleichzeitig sollte man sich grundsätzlich vergegenwärtigen, dass Angst eine gesunde Reaktion des Körpers ist und einem nichts passiert, auch wenn einem die Depersonalisation Angst macht.

„Ich finde mich toll“

Durch Depersonalisation wird das Selbstbewusstsein stark beeinträchtigt. Unter Umständen ist - wie bereits erwähnt - ein vermindertes Selbstwertgefühl auch (Mit-) Ursache der Erkrankung. Auf jeden Fall fühlt man sich während der Depersonalisation miserabel und alles andere als toll und liebenswert. Vielmehr sieht man sich vermutlich als „Freak“ oder Sonderling.

In dem Buch von Berit Lukas *„Das Gefühl, ein No-Body zu sein“* - das ich als Lektüre sehr empfehlen kann, wenn man mehr über Wirkungsmechanismen der Depersonalisation erfahren möchte - verrät der Titel auf zweideutige Weise, wie man sich durch Depersonalisation fühlt: Man bemerkt seinen Körper nicht und sieht sich selbst als einen Niemand, einen „No-Body“.

Hier kann man aber ansetzen, in dem man sich selbst zu „lieben“ anfängt und sein eigener „Fan“ wird. Auch wenn man gerade dafür keinen Anhaltspunkt sieht.

Unser Gehirn vermag uns nämlich zu signalisieren, dass wir nichts wert sind und lässt uns - getrieben durch die Depersonalisation - an uns zweifeln: „Was kann ich schon erreichen, insbesondere mit der Erkrankung?“

Wenn solche Selbstzweifel vorhanden sind, dann ist es an der Zeit, sich selbst zu sagen, „dass ich mich toll finde“. Das mag seltsam klingen und vermutlich glaubt man es sich selber überhaupt nicht. Doch wenn man in jedem Moment, in dem Selbstzweifel aufkommen, zu sagen beginnt: „Ich finde mich aber klasse“ und der eigenen Stimme des Zweifels entgegentritt, dann kann man nach einiger Zeit sich selbst vom Gegenteil überzeugen. Das ist nicht einfach, kann man aber erreichen.

Also immer wieder üben, sich selbst als etwas Besonderes anzusehen. Sei es an der Supermarkt-Kasse, im Café oder sonstwo, wo man Zeit hat, über sich zu sinnieren. In Zeiten von Depersonalisation ist der Aufbau von Selbstliebe von Selbstbewusstsein besonders wichtig.

Viele der gedanklichen Leitsätze, die ich in diesem Kapitel beschrieben habe, haben manche möglicherweise auch schon von Therapeuten gehört. Ich habe versucht, aus meiner Sicht die gedanklichen Hilfen aufzuführen, die ich bei Depersonalisation als besonders sinnvoll erachte und die mir im Rückblick geholfen haben.

Die Liste ist sicherlich nicht komplett. Mein Anspruch war hier auch nicht, eine psychologische Abhandlung zu schreiben. Vielmehr wollte ich einzelne Ansatzpunkte aufführen, die Schritte in eine positive Richtung, weg von der Depersonalisation, aufzeigen können.

Zum Abschluss noch ein gedanklicher Leitsatz zur „Angst“. Sie ist Bestandteil der Depersonalisation und dürfte von den meisten als belastend und behindernd angesehen werden. Doch die Angst ist hilfreich und kann uns weiter nach vorne bringen. Das soll im folgenden Abschnitt kurz thematisiert werden.

„Die Angst ist keine Strategie, aber sie lässt mich mein Potenzial entdecken“

Die Symptome der Depersonalisation führen zu Angst, wenn nicht gar Panik. Die Angst an sich ist wie ein Schleier über unser Potenzial und verschleiert in Zeiten der Angst unsere Stärken. Von daher ist die Angst an sich keine Strategie und behindert uns. Allerdings will uns die Angst etwas sagen und hat bekanntlich auch eine Schutzfunktion, um uns vor Dingen zu warnen.

Darüber hinaus kann man von der Angst auch viel für unser Potenzial lernen: Denn nur durch den Wechsel zwischen Phasen der Angst und Phasen, in denen wir angstfrei sind, werden wir uns unserer wahren Kraft bewusst. Denn die Unterschiede lassen uns unsere wahre Leistungsfähigkeit erkennen.

Menschen, die nie Angst haben, erfassen ihr komplettes Potenzial nicht, da sie die Diskrepanz zwischen verschiedenen Phasen nicht wahrnehmen. Von daher ist die Angst zwar keine Strategie, aber wichtig ist zu verstehen, wie die Angst wirkt. Somit kann man der Angstsymptomatik auch etwas Positives abgewinnen. Das kann helfen, die Angst mit anderen Augen zu sehen und nicht nur als Gegner. Denn die Angst kann uns unterstützen, stark zu werden.

Deshalb sollten wir sie annehmen und als Freund verstehen: „Wir haben die Chance, durch Depersonalisation zu lernen und stärker zu werden als wir je waren.“

7. Körperliche Schwachstellen

Betroffene von Depersonalisation haben neben psychischen Symptomen in der Regel auch verschiedenste physische Beschwerden: Nebel vor Augen, Gliederschmerzen, Schwindel, Verkrampfungen, Taubheitsgefühl, Druck im Kopf, Kopfschmerzen, vermindertes Hören, Bluthochdruck, Darmbeschwerden, etc., um nur einzelne zu nennen. Die Liste könnte noch ewig so fortgeführt werden, da es eine Vielzahl von Beschwerden gibt. Dabei sind die Symptome sicherlich bei jedem etwas anders gelagert.

In diesem Kapitel soll nicht auf bestimmte physische Beschwerden eingegangen werden, die im Zusammenhang mit Depersonalisation auftreten können. Denn dafür gibt es sicherlich separate Literatur. Vielmehr möchte ich auf etwas anderes hinweisen: Auf Basis meiner Erfahrungen kann die Depersonalisation vorhandene Schwachstellen des Köpers dazu „benutzen", um sie zu verstärken beziehungsweise zu überinterpretieren.

Hierzu ein Beispiel: Während der besonders akuten Zeit meiner Depersonalisation sind mir jeden Tag die Hände eingeschlafen. Dabei trat dieses Taubheitsgefühl besonders nachts auf. Da ich sowieso mit den Nerven am Ende war und wegen der Vielzahl seltsamer Symptome lange Zeit glaubte, an einem unbekannten Virus zu leiden, hat mich diese

Symptomatik extrem beeinflusst. Erst im Nachhinein ist mir klar geworden, dass mein Gehirn diese Beschwerden missinterpretiert und sogar noch gesteigert hat. Denn die tauben Hände stammten von einem Karpaltunnelsyndrom. Bei dieser durchaus häufigen physischen Erkrankung ist ein bestimmter Nerv im Handgelenksbereich eingeengt, was verschiedene Ursachen haben kann, wie z.B. eine Überbeanspruchung durch Arbeiten am PC. Da ich aber unter so vielen unverständlichen Symptomen litt, konnte ich mich von dieser Problematik nicht abgrenzen. Sie wurde Bestandteil meiner Angst, dass mit mir etwas nicht stimmt und hat die Depersonalisation mit beeinflusst.

Mit anderen Worten, ich möchte mit diesem einfachen Beispiel Betroffenen raten, jegliche Beschwerden abklären bzw. alle möglichen gesundheitlichen Störfaktoren untersuchen zu lassen, da sie Einfluss auf die Depersonalisation nehmen können.

Nicht jedes Symptom der Depersonalisation - wie z.B. Schwindel - muss rein aus dem „Nichts" kommen. Vielmehr glaube ich, dass das Gehirn eines von Depersonalisation Betroffenen dazu tendiert, sich vorhandener Schwachstellen des Körpers zu bedienen, sich darauf fokussiert und diese Symptome intensiviert. So ist es nach meiner Erfahrung durchaus möglich, dass aus einer zunächst leichten Problematik ein ausgeprägtes Symptom werden kann und die Gesamterkrankung der Depersonalisation hierdurch verschärft wird.

Gleichzeitig sollte man sich aber auch bewusst machen, dass physische Beschwerden möglicherweise durch den Kopf nur falsch interpretiert beziehungsweise gesteigert werden. Das eigentliche gesundheitliche Problem ist möglicherweise eher unbedeutend.

Eine physische Schwachstelle vermag die Depersonalisation negativ zu beeinflussen. Daher macht es meines Erachtens Sinn, sich umfassend durchchecken zu lassen.

Häufig bekommt man von Ärzten oder aus seinem Umfeld zu hören, man solle sich mit seiner „psychosomatischen Diagnose" einfach abfinden und nicht ewig nach anderen Krankheiten suchen. Dies stimmt insofern, dass man sich seiner „Grundproblematik" der Depersonalisation bewusst machen sollte. Jedoch ist anzuraten, mögliche physische Störfaktoren zu identifizieren und abzustellen. Denn durch Beseitigung solcher Problemfelder kann die Depersonalisation dann umso besser angegangen werden.

Ich selbst habe mich oft als Hypochonder gefühlt, da ich mit verschiedenen Beschwerden nicht umgehen konnte und mich physische Beeinträchtigungen - wie z.B. Schwindel oder taube Ohren - sehr gestresst haben. Ich wusste oft schon gar nicht mehr, ob dies allein von der Depersonalisation herrührte oder ein physisches Problem vorlag.

Nicht von Depersonalisation betroffene Menschen wären von verschiedenen Beschwerden vermutlich weniger gestresst gewesen als ich. Aber ich konnte zwischen Ursache und Wirkung nicht mehr unterscheiden. Es wurde alles zu einer „Masse“ und hat die Entfremdung genährt. Erst durch die Behandlung verschiedenster Schwachstellen des Körpers hat sich bei mir eine deutliche Besserung der Gesamtsymptomatik ergeben.

Schwindel hatte bei mir zum Beispiel mit Kiefer- und Nackenproblemen sowie mit Blockaden der Wirbelsäule zu tun, die durch Anspannung und Fehlhaltung entstanden waren. Dabei hat die Depersonalisation diese Symptomatik zusätzlich verstärkt beziehungsweise umgekehrt hat der Schwindel die Depersonalisation geschürt. Darüber hinaus lag eine Entzündung eines früheren Weisheitszahnes vor, die die Instabilität in meinem Körper gefördert hat. Eine chronische Verengung der Stirnhöhle hat weiterhin für Anfälligkeit für Erkältungen und Knacken im Ohr gesorgt, wodurch sich die Depersonalisations-Symptomatik jedes Mal wieder enorm intensiviert hat.

Meine Empfehlung lautet daher: Es macht bei Depersonalisation durchaus Sinn, sich auf mögliche Schwachstellen des Körpers untersuchen zu lassen, auch wenn manche Ärzte dies unter Umständen als unnötig ansehen. Denn durch die Beseitigung von physischen Einflussfaktoren lässt sich nach meiner Erkenntnis die Depersonalisation einfacher in den Griff bekommen, sollten mögliche Problemstellen im Körper vorliegen.

An dieser Stelle möchte ich nochmals betonen, dass für Depersonalisation nicht unbedingt physische Einflussfaktoren vorliegen müssen und diese sicherlich nicht Hauptursache für die Entfremdung sind. Denn nach meinen Erkenntnissen ist - wie mehrfach schon genannt - die Depersonalisation ein Schutzmechanismus des Körpers, um ihn vor weiterer Überforderung zu schützen beziehungsweise die Aufforderung einer inneren Stimme, am Leben etwas zu ändern.

Schwachstellen im Körper können jedoch im Laufe der Depersonalisation mit dazu beitragen, sie aufrechtzuerhalten und zu fördern. Daher sollte man mögliche Ursachen auf jeden Fall abklären lassen.

Sollte sich dabei nichts finden lassen, dann ist es gleichzeitig notwendig, das auch zu akzeptieren und sich der Überwindung der Depersonalisation - so wie in den anderen Kapiteln dieses Buches beschrieben - zuzuwenden.

Hinweis: Beim Abklären von möglichen Schwachstellen im Körper rate ich, sich neben der Schulmedizin auch der Alternativmedizin zu widmen. Hierbei erachte ich insbesondere Ärzte mit kinesiologischem Schwerpunkt als hilfreich.

Aus eigener Erfahrung habe ich bemerkt, dass durch Kinesiologie sehr viele kleine Schwachpunkte bei mir entdeckt werden konnten, die für den Genesungsprozess der Depersonalisation äußerst förderlich waren.

Durch einen ganzheitlichen Ansatz in der Behandlung lassen sich meines Erachtens enorme Erkenntnisse gewinnen, da die Depersonalisation den gesamten Mechanismus durcheinander zu bringen vermag.

8. Stressoren

Das Leben mit Depersonalisation ist nicht einfach. Man ist mit belastenden Symptomen konfrontiert, die die Teilnahme am normalen Leben sehr beeinflussen. Die Lebensqualität ist enorm gestört und jeder Tag ist eine große Herausforderung.

Da Depersonalisation sehr hartnäckig ist und die Genesung langwierig sein kann, bleibt einem nichts anderes übrig, als für sich selbst Strategien zu entwickeln, wie man das Leben trotz dieser Symptomatik am besten meistert. Gleichzeitig muss man sein Augenmerk darauf legen, wie man aus dem Sog der Depersonalisation wieder herauskommen kann.

Da es (bislang) leider kein Allheilmittel gegen Depersonalisation gibt - vermutlich wird es dies auch nie geben - muss man leider mit der Erkrankung leben und versuchen, sich selber um die Heilung kümmern.

Dabei hat „Kümmern" in diesem Zusammenhang eine ganz besondere Bedeutung. Denn hiermit ist insbesondere das „Um-sich-selbst-kümmern" gemeint. Man muss in allen Belangen auf sich achten und auf sich hören beziehungsweise es unter Umständen wieder lernen, auf sich zu hören. Das klingt selbstverständlich, doch für Betroffene von Depersonalisation ist es der Schlüssel, um wieder gesund zu werden.

Zugleich gehört hierzu, sich von Stressoren (Stressfaktoren) fernzuhalten. Das ist natürlich nicht so einfach, da man je nach Lebenssituation beruflich oder privat mit Stress konfrontiert ist. Allerdings ist ein erster Schritt, sich zu überlegen, mit welchen Stressfaktoren man es zu tun hat und ob sie einen Einfluss auf die Depersonalisation haben. Dabei geht es besonders um solche belastende Stressoren, die den eigenen Bedürfnissen und Wünschen entgegenstehen. Ich bin fast sicher, jeder wird hier Faktoren für sich selbst feststellen, die einem gerade oder schon länger nicht gut tun.

Die Frage ist sicherlich, ob man diese im Moment ändern kann. Häufig ist man mit Situationen konfrontiert, die so sind, wie sie sind. Das heißt, man muss sie für den Augenblick so hinnehmen. Allerdings kann man sich Gedanken machen, inwiefern man zumindest kleine Änderungen vollziehen kann und wo man langfristig hin möchte. „Sich von Stress befreien" ist der Weg in die richtige Richtung.

Bei mir hat der Arzt, der mir die Diagnose der Depersonalisation gestellt hat, gesagt: „Sie müssen ihr Leben ändern". Dies war zwar eine einleuchtende Aussage, ich konnte sie aber so nicht einfach umsetzen. Ich sah mich außer Stande, meinen Job einfach zu kündigen und mich von meiner Frau sofort zu trennen. Allerdings war mir klar, ich musste an beiden Dingen etwas ändern, was ich dann auch gemacht habe. Beim Job zum Beispiel habe ich eine Änderung herbeigeführt und meine Position als leitender Mitarbeiter abgegeben. Und Sabine (wie meine Frau in meinem Buch „Im Sog der Fremde“ genannt wurde) ist heute Vergangenheit.

Mein Problem war jedoch, dass ich bei den Stressfaktoren nicht konsequent war und mich immer wieder in neue Stresssituationen begeben habe, die meine Genesung beeinträchtigten. Aus heutiger Sicht hätte ich viele Dinge konsequenter angehen müssen und bestimmte Stressfaktoren - im Berufs- und Privatleben - besser unterbinden sollen. Dann hätte ich die Depersonalisation vermutlich schneller in den Griff bekommen. Im Nachhinein ist man meistens schlauer, doch jede Erfahrung hat auch etwas für sich. Denn wir lernen hierdurch und haben tagtäglich die neue Chance, an uns zu arbeiten.

Was ich nach all den Jahren als wichtige Erkenntnis gewonnen habe, ist, dass man versuchen sollte, so gut wie möglich Stressoren zu erkennen und konsequent gegen diese anzugehen.

Hierzu zählt auch, sich als Überbrückung,- soweit machbar - in der Arbeit, Schule oder Ausbildung eine Auszeit zu gönnen, wenn man mit der Belastung der Depersonalisation nicht mehr zurecht kommt. Denn unter zu großer Belastung kann man nur bedingt gegen die Depersonalisation angehen. Wichtig ist in diesem Zusammenhang, dass man für sich einen Plan entwickelt, wie es nach einer Auszeit weiter geht und was man am bisherigen Leben ändern kann, um Stressfaktoren auch zukünftig möglichst zu vermeiden. Allein das Gefühl, dass man in Zukunft mit belastenden Stressoren weniger zu tun hat, hilft, Druck zu verringern, unter dem man sich häufig während Phasen der Depersonalisation befindet. Denn „Druck" ist Nährboden für Depersonalisation.

Sehr hilfreich ist weiterhin, sich einen - bestenfalls konkreten - Notfallplan zu überlegen, den man anwenden könnte, sollte man mit den Symptomen der Depersonalisation und dem Leben nicht mehr klar kommen. Der Notfallplan kann für jeden unterschiedlich sein, aber vermutlich wünscht sich jeder gerne irgendwo hin, wenn einem zu einem bestimmten Zeitpunkt alles zu viel wird.

Hier einige beispielhafte Sätze, die man für sich aufschreiben könnte:

„Wenn ich mich nicht mehr im Stande fühle, mein momentanes Leben mit Depersonalisation zu bestreiten, dann…

- *„…lass ich mich krankschreiben und bleibe eine Weile zu Hause."*
- *„…gehe ich in eine Fachklinik."*
- *„…suche ich mir eine eigene Wohnung."*
- *„…buche ich einen Flug auf eine Insel."*
- *„… suche ich mir einen anderen Job."*
- *... etc.*

Dieser Notfallplan wird für jeden Betroffenen sicherlich unterschiedlich sein. Denn jeder fühlt hier anders und befindet sich in einer ganz eigenen Situation und hat mit individuellen Symptomen zu kämpfen.

Um sich einen Notfallplan auszudenken, macht es Sinn, sich zu überlegen, welcher Gedanke an eine bestimmte Aktion mir eine gewisse Erleichterung im Umgang mit Depersonalisation bereitet und mir ein Gefühl der Ruhe gibt. Wichtig ist hierbei, dass es zu diesem Notfallplan gar nicht kommen muss und es häufig auch nicht tut. Das Wissen, dass man einen Plan hat, den man bei Bedarf auch anwenden kann, reicht. Somit wird Druck reduziert und der Depersonalisation Brisanz genommen.

Noch ein Hinweis bei *„Angst vor Arbeitsplatzverlust"*: Sollte jemand stark von Depersonalisation betroffen sein und Angst haben, den Job zu verlieren und gekündigt zu werden, dann besteht die Möglichkeit, beim Versorgungsamt einen Antrag auf Schwerbehinderung zu stellen und Schwerbehinderten zumindest gleich gestellt zu werden. Wird der Antrag genehmigt, kann man hierdurch einen besonderen Kündigungsschutz erlangen. Also, wer mit derartigen Ängsten konfrontiert ist, sollte sich mit dieser Thematik einmal näher beschäftigen.

9. Entspannungstechniken

Wenn man von Depersonalisation betroffen ist, dann hat man das fortwährende Bedürfnis, etwas dagegen tun zu müssen und den Drang, die Symptome los zu werden. Leider ist das bekanntlich nicht so einfach und man kann Depersonalisation nicht auf „Knopfdruck" oder durch Einnahme einer Tablette unterbinden. Von daher muss man sich alternativen Methoden hinwenden, die eher auf lange Sicht wirken.

Was ich im Gesamtkontext aller Maßnahmen als hilfreich empfunden habe, ist, sich Entspannungstechniken zuzuwenden. Denn gerade bei Depersonalisation erleben Körper und Geist eine ständige massive Anspannung. Andauernde Angst und ständig wiederkehrende Panikgefühle führen dazu, dass man permanent unter Strom steht und das Körpergefühl immer mehr verliert.

Hier setzen Entspannungsverfahren an, da sie dafür geeignet sind, wieder mehr Körperfühl zu erlangen und zumindest ansatzweise fördern, den Gedankenstrom zu unterbinden.

Grundsätzlich gibt es eine Vielzahl an Entspannungstechniken und ich muss zugeben, dass ich wirklich fast jede ausprobiert habe. Denn ich wollte nichts unversucht lassen, die Methode zu finden, die sich als am hilfreichsten gegen Depersonalisation herausstellt.

Ich muss schon mal dazu sagen, dass ich nicht *DIE EINE* Entspannungstechnik gefunden habe, die ich als am wirksamsten küren kann. Denn das optimale Verfahren hängt sicherlich vom individuellen Empfinden ab sowie vom Stadium der Depersonalisation.

Ich möchte aber behaupten, dass jede Entspannungstechnik einen Beitrag leistet, auch wenn es Stimmen gibt, die den Verfahren generell eher kritisch gegenüberstehen (näheres hierzu zum Ende dieses Kapitels). Meiner Meinung nach ist es aber am wichtigsten ist, dass man sich überhaupt mit Entspannungstechniken beschäftigt und sich ihnen öffnet. Dabei sollte man am besten einen Kurs besuchen (z.B. bei der Volkshochschule oder speziellen Anbietern, etc.) und immer wieder auch zu Hause üben.

Ich selber war nicht immer diszipliniert, die Techniken umfassend anzuwenden. Meine oftmals rastlose Art kann ich bis heute nicht ganz ablegen. Allerdings habe ich zumindest phasenweise die Übungen strukturiert in meinen Tagesablauf eingebaut (z.B. nach dem Frühstück oder abends nach der Arbeit).

Im Folgenden möchte ich kurz verschiedene Entspannungstechniken (wobei die Liste sicherlich nicht vollständig ist) vorstellen, die bei Depersonalisation angewendet werden können:

- *Progressive Muskelentspannung (oder auch progressive Muskelrelaxation) nach Jacobson:*

  Durch bewusste An- und Entspannung bestimmter Muskelgruppen soll ein Zustand tiefer Entspannung des ganzen Körpers erreicht werden. Der Wechsel zwischen Anspannung und Entspannung und den Empfindungen, die mit diesen unterschiedlichen Zuständen einhergehen, hat zum Ziel, Muskelspannungen zu reduzieren und die Körperwahrnehmung zu verbessern.

- *Autogenes Training:*

  Entspannungsmethode, die auf Autosuggestion basiert. Sie setzt formelhafte Redewendungen ein, die dem Unterbewusstsein helfen, an etwas zu glauben. Die aus kurzen formelhaften Vorstellungen basierenden Übungen (z.B. Arm wird schwer oder warm) werden dabei von dem Übenden mehrmals im Geiste vorgesagt. Hierdurch soll eine Entspannung der Muskeln und des Geistes erreicht werden.

- *Feldenkrais:*

  Körperorientiertes Verfahren (benannt nach Be-

gründer Moshé Feldenkrais), das sich auf die Selbstwahrnehmung konzentriert. Durch die Wahrnehmung von bestimmten Bewegungsabläufen am eigenen Körper und des gezielten Spürens soll das Bewusstsein erweitert sowie neue „Beweglichkeit" für Körper und Geist erzielt werden. Das Verfahren wird zwar häufig zur Schmerzbehandlung eingesetzt, soll aber auch generell Einfluss auf Atmung, Haltung, Wohlbefinden und Körpergefühl nehmen.

- *Meditation:*

Spirituelle Praxis, bei der sich der Geist durch Achtsamkeits- oder Konzentrationsübungen beruhigen und sammeln soll. Hierbei gibt es vielfältige Techniken, die sich nach ihrer traditionellen religiösen Herkunft, nach unterschiedlichen Richtungen, Schulen oder Lehren richten. Die Meditationstechniken sollen helfen, einen Bewusstseinszustand zu erreichen, in dem äußerst klare hellwache Wahrnehmung und tiefste Entspannung gleichzeitig möglich sind.

- *Qi-Gong (oder auch Chi-Gong):*

Chinesische Meditations-, Konzentrations- und Bewegungsform zur Kultivierung von Körper und Geist. Durch bewusste Körper- und Bewe-

gungsübungen soll der Energie-Fluss reguliert und eine Harmonisierung erzielt werden. Letztendlich geht es um die Aktivierung von Energien im Körper.

- *Yoga:*

Indische philosophische Lehre, die eine Reihe geistiger und körperlicher Übungen umfasst. Grundsätzlich gibt es eine Vielzahl an Formen von Yoga, die jeweils verschiedene Schwerpunkte haben. Einige legen ihren Schwerpunkt auf die geistige Konzentration, andere mehr auf körperliche Übungen, Positionen und Atemübungen. Yoga wird nachgesagt, auf viele Menschen eine beruhigende und ausgleichende Wirkung zu haben und Folgeerscheinungen von Stress entgegenzuwirken. Durch Atemübungen und Meditation soll darüber hinaus eine innere Einkehr erzielt werden.

Die oben beschriebenen Verfahren unterscheiden sich in dem Grad der Gedankensteuerung sowie der Art der Körperwahrnehmung. Manche Techniken arbeiten dabei mehr mit Assoziationen, andere mehr mit Bewegungen oder Bewegungsabläufen.

Welche Technik nun am hilfreichsten gegen Depersonalisation ist, muss jeder selbst herausfinden.

Hier mag ich keine allgemeingültige Aussage treffen. Vielmehr empfehle ich jedem Betroffenen, verschiedene Entspannungstechniken auszuprobieren und hierdurch sein persönliches Verfahren zu entdecken.

Tendenziell würde ich bei schwerer Depersonalisation dazu raten, ein Verfahren auszuwählen, bei dem man mit wenig Gedankenkraft agieren muss und das relativ einfach ist.

Für mich persönlich war das die *„Progressive Muskelentspannung“*, da man hier lediglich das Anspannen und Loslassen von Muskelgruppen zu praktizieren hat. Ganz im Gegensatz zum „Autogenen Training“, bei dem man versucht, bestimmte Dinge zu assoziieren (z.B. „eine grüne Wiese“, „schwerer Arm“, etc), was mir immer Probleme bereitet hat, da ich mir nichts mehr vorstellen konnte und mir die verschiedensten Gedanken permanent durch den Kopf rasten.

Grundsätzlich möchte ich noch erwähnen, dass nicht für jeden ein Entspannungsverfahren hilfreich sein muss, da auch eine gewisse Einstellung hierzu notwendig ist. Es macht keinen Sinn, sich unter Zwang einer Entspannungstechnik zuzuwenden, wenn einem das nicht gut tut, überhaupt keinen Spaß bereitet, man sich dagegen sträubt oder man meint, es machen zu müssen, weil andere es einem sagen. Manchem bringt unter Umständen eine sportliche Betätigung oder anderweitige Ablenkung, bei der man sich selber spürt, deutlich mehr.

Allerdings rate ich jedem, sich zumindest einmal damit zu befassen und verschiedene Optionen zu testen. Denn bei Depersonalisation ist hilfreich, sich für die unterschiedlichsten Dinge zu öffnen. Erst durch möglichst viele Selbsterfahrungen wird man sich irgendwann wieder seines ganzen Körpers und Geist bewusst.

Zum Abschluss des Kapitels noch ein wichtiger Hinweis: Im Artikel „Depersonalisation und Derealisation: Grundlage und kognitiv-behaviorale Perspektive“ von *Thomas Heidenreich, Johannes Michalak, Matthias Michal („Verhaltenstherapie“, 2006, Ausgabe 16, S.273)*, liest man, dass der unvorbereitete Einsatz von Entspannungsverfahren problematisch sein kann, da sie Depersonalisation provozieren könnten. Vereinfacht gesagt bestünde die Gefahr, dass die Reizarmut sich kontraproduktiv auswirkt. Andere entspannende Aktivitäten wie Spazierengehen, Sport oder handwerkliche Tätigkeiten könnten besser geeignet sein, um das Anspannungsniveau zu reduzieren.

Das deckt sich im Prinzip mit dem, was ich oben beschrieben habe: Entspannungstechniken sind eine Option, aber kein Muss. Nach meiner Erkenntnis hängt der Einsatz solcher Techniken vielmehr sehr stark mit dem Stadium der Depersonalisation zusammen. In extremen Phasen sind Entspannungstechniken unter Umständen wenig hilfreich, teilweise auch eher nachteilhaft.

Wer mein Buch „Im Sog der Fremde“ gelesen hat, dürfte sich vielleicht an die Szene erinnern, in der Schwierigkeiten bei der Ausübung der Progressiven Muskelentspannung beschrieben wurden. Denn anfangs hatte ich in der Tat Probleme bei der Progressiven Muskelentspannung, die sich aber mit der Zeit gelegt und ins Positive gewandelt haben. Ich habe immer wieder versucht, mich mit der Technik zu beschäftigen, was sich auf lange Sicht gelohnt hat.

Ich empfehle daher, die Entspannungsverfahren für sich auszuprobieren. Man merkt dann sehr schnell, ob sie einem helfen oder eher nicht. Und wenn zu Anfang die Erfahrungen schlecht sein sollten, dann können sie sich doch durchaus auch noch verändern.

10. Beruf, Privates und Lebenswandel

Depersonalisation hat Auswirkungen auf Berufs- und Privatleben sowie das Leben an sich. Denn das Leben ist in allen Belangen beeinträchtigt. Doch ist gleichzeitig zu fragen, wo die Depersonalisation denn herrührt. Gründe können hierbei vielschichtig sein, zum Beispiel weit zurück in der Kindheit oder in vergangenen Lebenserfahrungen liegen. Möglicherweise liegen sie aber im gegenwärtigen Lebensentwurf, im Beruf oder im Privatleben.

Sollten Ursachen im aktuellen Leben liegen - wobei eine tieferliegende Grundproblematik sicherlich aus der Vergangenheit stammen dürfte oder genetisch bedingt ist - und man innere Konflikte bemerkt, dann ist essenziell, ganz bewusst auf seine innere Stimme zu hören, insbesondere bei wichtigen Entscheidungen.

Manchmal ist diese innere Stimme leider nur sehr schwach oder man erkennt sie auf Grund der Depersonalisation schon gar nicht mehr. Umso mehr macht es Sinn, daran zu arbeiten, sich sein Leben anzuschauen und grundsätzlich zu hinterfragen, wieso es zu der Depersonalisation kommen konnte.

Bei mir haben sich damals eindeutig die berufliche Situation und mein Privatleben als Gründe herauskristallisiert. Irgendwie hatte ich es intuitiv schon länger gespürt, dass mein Lebensentwurf nicht stimmt und ich gegen meine eigenen Bedürfnisse agiere. Doch wollte ich es nicht wahrhaben oder sah mich unfähig, ehrlich zu mir zu sein und Dinge zu ändern.

Die Ursache, warum ich nicht aufrichtig zu mir war und lange Zeit nicht das gemacht hatte, was ich eigentlich wirklich wollte, hat tiefergehende psychologische Gründe. Diese sind mir im Laufe der Überwindung von der Depersonalisation zwar immer klarer geworden, allerdings kann ich sie bis heute nicht eindeutig in einem Satz beschreiben. Die Komplexität von tiefenpsychologischen Ursachen ist enorm.

In diesem Zusammenhang ist eine wichtige Erkenntnis, dass das Wissen über die eigentlichen Ursachen - sei es zum Beispiel ein geringer Selbstwert, Versagensängste oder ähnliches, die auf Erfahrungen, Genetik oder Erziehung basieren können - zwar hilfreich im Heilungsprozess ist, doch die unmittelbare Besserung von der Erkrankung zeigt sich meiner Meinung nach im ersten Schritt nur durch Handlungen im „Hier und Jetzt".

Die Grundproblematik (z.B. ein geringer Selbstwert) muss selbstverständlich beachtet und aktiv angegangen werden. Daher kommt der Psychotherapie eine zentrale Bedeutung im Zusammenhang mit Depersonalisation zu. Allerdings reicht es als erster Schritt schon mal aus, wenn man ein Gespür für seine innere Stimme entwickelt und ihr „zuhört", inwieweit sie eine Schieflage im Leben wahrnimmt.

Anders ausgedrückt bedeutet das zum Beispiel, Dinge am Berufs- oder Privatleben zu ändern, wenn man merkt, dass das, was man gegenwärtig tut, einem innerlich massiv widerstrebt. Diese Änderung muss nicht radikal passieren, es reichen möglicherweise auch schon kleine Veränderungen und ein sensibles Bewusstsein sich selbst und dem Lebensentwurf gegenüber.

Zusammengefasst ist meines Erachtens bei Depersonalisation wichtig, auf sich selbst zu hören und Warnsignale des Körpers zu beachten. Und das so früh wie möglich.

Bei mir zum Beispiel sind es Schlafstörungen, die immer wieder massiv auftreten, wenn ich etwas mache, was nicht meiner inneren Stimme und meinem Bauchgefühl folgt. Durch die Depersonalisation habe ich nach all den Jahren ein Warnsystem entwickelt, das zwar hilfreich, aber auch belastend ist. Denn leider missachte ich die Warnsignale immer wieder, da mein Kopf und mein Bauch häufig etwas anderes wollen.

Innere Konflikte kann ich erst dann lösen, wenn Symptome der Depersonalisation wiederkehren und derart stark werden, dass ich sie nicht mehr aushalten kann. Erst dann fange ich an, mich mit meiner inneren Stimme wirklich zu beschäftigen und ihr zu folgen. Wenn ich das tue, dann erreiche ich plötzlich erste Erfolge bei den Symptomen der Depersonalisation und bin wieder mehr „ich“.

Die grundsätzliche Heilung erreicht man dann, wenn man Kopf und Bauch in Einklang zu bringen vermag. Daher bleibt eine kontinuierliche Herausforderung, sich zu fragen: „Bin ich das und will ich das?"

An dieser Stelle noch ein kleiner Exkurs zum Thema *„Leben"* und *„Lebensentwurf"*. Was mir nach all den Jahren klar geworden ist, man muss bei Depersonalisation Wege zu sich selbst finden. Ich bin davon überzeugt, dass man aus der Depersonalisation nachhaltig nur herauskommen kann, wenn man seine innere Mitte findet. Gleichzeitig bedeutet das, dass man die Befähigung erlangen muss, unabhängig und alleine sein zu können. Dies bedeutet nicht, dass man alleine durch das Leben gehen soll, ganz und gar nicht, sondern es geht alleine um die Fähigkeit.

Hierzu zählt, sich Tätigkeiten und Hobbies zu widmen, die einem selbst gut tun und in denen man sich selber wiederfindet (siehe auch das nächste Kapitel *„Träume und Wünsche"*). Oder aber, ab und zu einfach für sich alleine zu sein beziehungsweise sich Auszeiten und Oasen der Ruhe zu gönnen. Das Ziel ist dabei, Wege zu finden, um „bei sich zu sein".

Ich weiß, das wird für viele unter Umständen schwierig sein, wenn sie eine Familie, Kinder oder andere familiäre Verpflichtungen - wie z.B. pflegebedürftige Eltern - haben. Dennoch sollte es auch unter diesem Umständen möglich sein, sich hin und wieder bewusst auf sich selbst zu konzentrieren.

„Welche Wege gibt es, um zu sich zu kommen?“

Das fängt in der heutigen Zeit schon mal im Kleinen an. Denn wenn wir ehrlich sind, wie häufig sind wir durch Fernsehen, Internet, Handy, Facebook, whatsapp oder dergleichen abgelenkt? Das wird einem besonders bewusst, wenn man in der Straßenbahn sitzt oder an der Bushaltestelle steht: „Wer von uns beobachtet einfach mal das Geschehen und die Menschen um sich herum oder die Wolken, die am Himmel vorüberziehen?“ Es werden die wenigsten sein.

Andauernd lassen wir uns ablenken und schaffen es häufig nicht, unseren Gedanken einfach mal freien Lauf zu lassen. Wie sollen wir da zu uns kommen?

Daher macht es Sinn, an sich zu arbeiten und sich nicht andauernd ablenken zu lassen. Ablenkung ist für Depersonalisation zwar hilfreich, aber nur wenn sie aus einem selbst kommt. Und das ist zum Beispiel bei kontinuierlicher Beschäftigung mit dem Handy gerade nicht der Fall, weil es uns eher weg von uns als zu uns bringt.

Im Urlaub vielleicht lieber mal die Umwelt oder Sehenswürdigkeiten bewusst wahrnehmen, als nur unzählige Bilder zu machen, die man häufig danach sowieso nicht mehr anschaut. Bei meinem letzten Urlaub in Rom ist es mir besonders aufgefallen, wie abstrus die Fotografier-Manie geworden ist: Man hält wie verrückt andauernd die Kamera auf ein Objekt und schaut es sich mit eigenen Augen gar nicht mehr an.

Ich muss zugestehen, dass ich mich hiervon gar nicht ausnehme. Ich zeige nämlich ähnliches Verhalten. Beim Frühstück lasse ich mich aus Bequemlichkeit meist vom Fernseher berieseln und checke gleichzeitig noch Neuigkeiten auf dem Handy. Kürzlich, nach einer schlaflosen Nacht, habe ich bewusst morgens alle diese Dinge weggelassen. Dabei sind mir auf einmal ganz selbstverständliche Sachen aufgefallen: Ich habe Geräusche von der Straße (z.B. „vorbeifahrende Müllabfuhr“) und der Wohnung (z.B. „Gurgeln der Heizung“) wahrgenommen. Mir fiel auf, wie wunderbar der Himmel am Morgen in all seinen Farben war und dass die Wolken sich bewegen. Ich habe auf einmal bemerkt, wie ich selber esse und welche Bewegungen hier ablaufen. An diesem Morgen, an dem ich eigentlich ziemlich kaputt war, wurde mir auf einmal wieder klar, wie wichtig es ist, wahrzunehmen und zu spüren. Und plötzlich ging es mir trotz Schlafmangels richtig gut und ich spürte in diesem Moment eine ganz eigenartige Zufriedenheit.

Mir ist natürlich bewusst, dass diese gerade beschriebene Art der Wahrnehmung für akut von Depersonalisation Betroffene wie ein Hohn klingen mag. Vor Jahren hätte ich über derartige Zeilen vielleicht auch nur den Kopf geschüttelt. Jeder Versuch, das „Hier und Jetzt“ zu spüren war mir nämlich damals gänzlich unmöglich. Hierzu aber folgender Hinweis: Sollte die aktive Wahrnehmung gerade nicht möglich sein, dann ist es eben so. Lassen Sie sich dadurch nicht stressen. Seien Sie sich vielmehr gewiss, dass die Wahrnehmung irgendwann wieder kommen wird und haben Sie Geduld. Fangen Sie einfach an, immer wieder zu üben und die Momente der „Ruhe“ zu spüren. Die Erfolge werden sich irgendwann einstellen, auch wenn der Weg dahin langwierig ist.

Ich bin sicher, jeder wird für sich seine eigenen Wege finden, um Momente der Ruhe und Rückbesinnung erlangen zu können.

Abschließend zu diesem Kapitel noch eine Ergänzung: Im Gesamtkontext von Beruf, Privatleben und Lebenswandel sind natürlich auch die bewusste Ernährung sowie der kontrollierte Umgang mit Alkohol bedeutsam im Überwindungsprozess von Depersonalisation. Ich denke, man kann trotz Depersonalisation Alkohol trinken, allerdings dürfte sich der Konsum von Alkohol bei jedem anders auswirken. Das muss man selbst für sich testen, ob etwas Alkohol einem gut tut oder nicht. Was man sicher sagen kann ist, dass zu viel Alkohol schlecht ist, da man bekanntlich unter Alkoholeinfluss noch mehr die Kontrolle über sich verliert. Also besser Alkohol nur in Maßen trinken. Die Einnahme von Drogen sollte man auf jeden Fall unterlassen, aber das versteht sich von selbst. Denn manche sind allein durch Drogenkonsum erst in die Depersonalisation gelangt.

Die gerade beschriebenen Wegweiser zur Überwindung und Prophylaxe von Depersonalisation mögen für manchem etwas funktionell und vielleicht auch „spaßbefreit“ anmuten. In diesem Zusammenhang möchte ich betonen, dass natürlich besonders auch „Spaß“ und „Freude“ zu einer Abschwächung der Depersonalisation verhelfen. Betroffene werden aber vermutlich leider wenig Anlass für diese Gefühle haben. Doch je mehr Sie sich von der Depersonalisation ablenken und Momente des Glücks erfahren können, desto besser. Lachen ist hier sicherlich eine gute Medizin, da sie Druck abbaut.

Je weniger Sie die Depersonalisation ernst nehmen und Möglichkeiten finden, zu lachen und sich „gehen“ zu lassen, desto besser. Sie werden dann vielleicht bemerken, dass manche Symptome sich zumindest für eine gewisse Zeit etwas abschwächen und Sie wieder mehr Sie selbst sind. Der Satz „Lachen ist die beste Medizin“ klingt abgedroschen, hat aber im Gesamtkontext aller in diesem Buch beschriebenen Maßnahmen eine nicht zu verachtende Bedeutung.

Also, wenn Sie das Gefühl haben, dass die Symptome der Depersonalisation Sie überrennen, dann suchen Sie bewusst die Gelegenheit, sich mit weniger ernsten Themen zu beschäftigen und mit Freunden eher über eine lustige Fernsehshow zu unterhalten als über die Symptome oder über sachliche Themen (z.B. Beruf). Je mehr Sie sich ablenken und innerlich lösen können, desto besser bekommen Sie die Depersonalisation in den Griff.

Hierzu gehört auch, sich generell nicht zu sehr mit den Symptomen zu beschäftigen, soweit es irgendwie geht. Es ist nämlich kontraproduktiv, wenn man die Symptome zu sehr hinterfragt. Man sollte sich vor Augen halten, dass man so etwas ja in gesundem Zustand in der Regel auch nicht macht, wenn man sich an bestimmten Tagen einmal nicht so gut fühlt. Leider wird man mit Depersonalisation sehr sensibel für veränderte Wahrnehmungen, doch man sollte zu lernen versuchen, Symptome nicht überzubewerten und für den Moment einfach hinzunehmen.

Den Austausch mit anderen Betroffenen erachte ich einerseits als sinnvoll, da man Erfahrungen und Nöte teilen kann, sich nicht alleine fühlt und auch Tipps bekommen kann, mit Depersonalisation umzugehen. Anderseits beobachte ich zum Beispiel in verschiedenen Foren, dass manche sich fast zu sehr mit den Symptomen beschäftigen und eine massive Selbstbeobachtung durchführen, die sie an andere weitertragen. Hierdurch kann es zu Konfusionen kommen, wenn bestimmte Behauptungen oder Feststellungen kommuniziert werden, durch die sich andere möglicherweise verunsichern lassen oder eine neue Selbstbeobachtung beginnen. Daher sollte man behutsam mit sozialen Medien umgehen, wenn man von Depersonalisation betroffen ist.

Denn eine zu starke Beschäftigung mit Depersonalisation kann deren Existenz aufrechterhalten.

11. Träume und Wünsche

Depersonalisation ist nach meinen Erkenntnissen ein „Schutzmechanismus des Köpers", um ihn vor Überforderung zu schützen. Hier drängt sich folglich für jeden Betroffenen die Frage auf, wo diese Überforderung herrührt.

Eine mögliche Ursache dürfte Folge von negativem Stress sein, der entsteht, wenn man mit Tätigkeiten und Gegebenheiten konfrontiert ist, die dem, was man gerade lieber machen würde, zuwiderläuft. Letztlich geht es somit um tiefe Bedürfnisse oder Träume, die man in sich trägt und die bei Nichterfüllung zu inneren Konflikten führen.

In der Fachliteratur wird hier auch vom „Inneren Kind" gesprochen, dem eine wichtige Bedeutung für innere Konflikte zukommt. Hier verweise ich zum Beispiel auf das Buch „Aussöhnung mit dem inneren Kind" von *Erika J. Chopich und Margaret Paul.*

Ich möchte hier keine tiefergreifende Analyse dieser Thematik durchführen, da es sonst etwas zu kompliziert werden könnte. Als ich zum Beispiel dieses Buch las, hatte ich verstand ich mittendrin nur noch „Bahnhof", da man sich intensiv mit der Materie auseinandersetzen muss. Dennoch habe ich bei der Lektüre etwas Bedeutsames mitgenommen, was mir erst beim Lesen eines bestimmten Kapitels deutlich wurde und ein bereits bei mir vorhandenes

Wissen hierzu abgerundet hat. Diese Erkenntnis empfinde ich als sehr eingängig und sie hilft nach meiner Interpretation, den Mechanismus von Depersonalisation zu erklären.

Jeder von uns hat Träume und Wünsche, was, wie und wer man gerne wäre oder was man im Leben erreichen möchte. Dem menschlichen Drang, sich diesen Bedürfnissen hinzugeben, kommt dabei eine außerordentliche Bedeutung für unsere Gesundheit zu. Im Grunde genommen geht dies in Richtung der „Inneren Stimme" aus dem vorherigen Kapitel.

Als Synonym für die „Innere Stimme" könnte man nämlich auch das „Innere Kind" heranziehen. Also ein Kind in uns, das, obwohl wir erwachsen geworden sind, immer noch vorhanden ist und kontinuierlich ureigene Bedürfnisse und Wünsche äußert.

Hier ein veranschaulichendes abstraktes Beispiel basierend auf dem Buch „Self-Parenting" von *Dr. John K. Pollard*, das ich etwas abgewandelt darstelle möchte (*Chopich, Paul, S. 182-184)*:

> *Ein „Erwachsener" sollte eine Firmenveranstaltung besuchen, die an einem Wochenende stattfand. Das „Kind" in ihm wollte aber nicht sieben aufeinanderfolgende Tage arbeiten, da das zuletzt immer wieder vorkam. Es war außerdem zu dieser Zeit Winter, schönes Wetter und es wollte lieber in die Berge. Darüber hinaus hatte der Job des „Erwachsenen"*

dem „inneren Kind“ sowieso seit Langem keinen großen Spaß mehr gemacht, es wäre nämlich schon immer lieber Skilehrer geworden. Das „innere Kind“ wurde dennoch vom „Erwachsenen“ ignoriert, denn er sah sich verpflichtet, zu der Firmenveranstaltung zu gehen, da es von ihm erwartet wurde. Schließlich kam es aber dazu, dass der „Erwachsene“ plötzlich krank wurde und er nicht zu der geplanten Veranstaltung gehen konnte.

In Bezug auf dieses Beispiel gibt Dr. John K. Pollard (*Chopich, Paul, S. 182)* eine interessante Erklärung: Er weist darauf hin, dass das „Kind“, wenn es vom Erwachsenen wiederholt ignoriert wird, die Entscheidung boykottieren kann, indem es den „Erwachsenen“ krank macht. Dann kann das Kind auf wundersame Weise genesen und eine Änderung erzwingen.

Eine alternative Lösung für das Beispiel hätte laut Pollard auch wie folgt aussehen können (*Chopich, Paul, S. 182-183)*:

Der „Erwachsene“ entscheidet sich, das Problem gemeinsam mit dem „inneren Kind“ zu regeln und einen Kompromiss zu erreichen. Der „Erwachsene“ würde am Donnerstag und Freitag frei nehmen und an diesen Tagen in die Berge fahren. Weiterhin gäbe er sich seinem langgehegten Traum hin, eine Ausbildung zum Skilehrer zu beginnen, um dies in Zukunft neben der Arbeit her zu machen.

„Was will uns diese Erzählung sagen?"

Manche werden vielleicht den Kopf schütteln und sich wundern, was das Ganze hier soll. Aber ich finde, die Erzählung gibt einen plakativen Ansatz, welche Wirkungsmechanismen von Depersonalisation in uns bestehen können. Sie zeigt meines Erachtens einen Erklärungsentwurf für die Entstehung von Depersonalisation. Der muss nicht für jeden zutreffen, aber bei mir ist es der Fall.

Konkret umgesetzt zeigt es, wie wichtig es ist, mit seinem „inneren Kind" in Kontakt zu treten beziehungsweise überhaupt erst einmal zu bemerken, dass es das „innere Kind" in uns gibt. Pragmatisch gesagt sollten wir uns unserer eigentlichen Bedürfnisse klar werden: „Was möchte das „Innere Kind" in mir?

Ich rate jedem Betroffenen von Depersonalisation - sowie eigentlich jedem Menschen - sich fortwährend mit seinen Wünschen zu befassen und sie auch zu beachten. Es macht Sinn, sich mit seinen Bedürfnissen auseinanderzusetzen und ihnen nachzugehen.

Klar ist, nicht jeder Traum oder jedes Bedürfnis lässt sich umsetzen. Aber man kann sich ansatzweise darum kümmern, zumindest einen Teil davon umzusetzen und möglichst authentisch zu sein. Denn sobald das „innere Kind" bemerkt, dass es gehört wird, ist ein erster Schritt getan, Herr über die „Depersonalisation“ zu werden.

Aus eigener Erkenntnis sowie auch aus der Lektüre des Buches „Aussöhnung mit dem inneren Kind“ weiß ich, dass die Lernabsicht im Leben oft durch die Angst verhindert wird, herauszufinden, wie man sich wirklich im Hinblick auf eine Sache fühlt. Das Wissen, dass man vielleicht etwas ändern muss, wenn man die Wahrheit erfährt, erscheint bedrohlich. Es wirkt dann vielleicht einfacher und sicherer, sich nicht bewusst zu machen, was man wirklich möchte, besonders, wenn es bedeutet, ein Risiko einzugehen.

Während meines Heilungsprozesses von Depersonalisation habe ich etwas bemerkt, das mir heute völlig einleuchtend erscheint: Wenn man beabsichtigt, mit dem „Inneren Kind“ zu lernen, wird man wachsen. Man wird stärker, sicherer, lebenslustiger und auch authentischer. Und irgendwann wird man wieder mehr „man selbst“ und strahlt das auch nach außen aus. Und nur so entkommt man auf lange Sicht der Depersonalisation und bekommt im Leben das, was man sich wünscht und wofür man brennt.

12. Psychotherapie

Im bisherigen Buch sollte deutlich geworden sein, dass Depersonalisation nicht einfach grundlos entsteht und man häufig schwer damit zu kämpfen hat, mit der Symptomatik zu leben und sie zu ertragen. Darüber hinaus besteht die große Herausforderung, wie man die Depersonalisation überhaupt wieder ablegen kann.

Die Symptomatik ist derartig unangenehm und belastend - so war es zumindest bei mir der Fall - dass man den tiefen Drang in sich spürt, diese Erkrankung so schnell wie möglich wieder los zu werden. Gleichzeitig ist man damit konfrontiert, dass der Weg zur Überwindung von Depersonalisation äußerst beschwerlich ist und das Ziel mitunter auch unerreichbar zu sein scheint.

Im Buch habe ich viele Maßnahmen vorgestellt, die meiner Meinung nach alle zusammen genommen helfen können, gegen Depersonalisation anzugehen. Ich bin in diesem Zusammenhang auch fest davon überzeugt, dass die Heilung letztendlich nur durch uns selbst erreicht werden kann.

Um gegen Depersonalisation anzugehen, muss man sie von verschiedenen Seiten her „einkreisen“ und ihr durch innere Einstellung, Verhalten und diverse Aktivitäten entgegenwirken. Durch das Zusammenspiel von kleinen zusammenhängenden Bausteinen wird man es schaffen, die entstandenen

Wirrungen im gesamten Organismus - wie ich es vereinfacht umschreiben möchte - wieder zu bereinigen.

Auf Grund der Komplexität von Depersonalisation hinsichtlich Ursache, Wirkung und Überwindung dürfte für die meisten der Betroffenen jedoch eine psychotherapeutische Behandlung nahezu unerlässlich sein. Ich will nicht behaupten, dass sie immer eingesetzt werden muss, da wie gesagt der Schlüssel zur Genesung in uns selbst liegt und auch eine erfahrene oder empathische Vertrauensperson aus dem Freundes- oder Familienkreis eine helfende Rolle einnehmen kann. Doch wenn die Depersonalisation sehr stark ist, dann ist die Psychotherapie eine unverzichtbare fundamentale Stütze, um den Schlüssel zur Heilung zu erkennen und richtig einzusetzen.

Denn es ist sinnvoll, eine gezielte Begleitung bei der Aufklärung und Bewältigung der Symptomatik zu haben und den Heilungsweg unter fachlicher „Anleitung“ zu beschreiten. Daher rate ich jedem, sich psychotherapeutischer Behandlung zuzuwenden und sie zumindest flankierend einzusetzen. Vermutlich machen dies ja die meisten der von Depersonalisation Betroffenen ohnehin.

Bei der Auswahl des Psychotherapeuten sollte man behutsam vorgehen und sich im Vorfeld ein klares Bild des Therapeuten machen.

Eine Pauschalsage zu Psychotherapeuten kann und will ich nicht tätigen. Man sollte aber im Vorfeld oder beim ersten Gespräch herausfinden, ob der Psychotherapeut Erfahrung in der Behandlung von Depersonalisation hat. Sollte sich herausstellen, dass die Person wenig Hintergrundwissen zu Depersonalisation besitzt - oder vielleicht auch nur so tut, als ob sie Ahnung hätte - , dann würde ich keine Therapie bei diesem Therapeuten beginnen. Denn es besteht die Gefahr, dass der Genesungsprozess deutlich schwieriger oder beschwerlicher wird.

Ebenso würde ich darauf achten, dass man mit dem Therapeuten auf einer Wellenlänge liegt und er bzw. sie über ein erkennbares Einfühlungsvermögen verfügt.

Ich will damit nicht sagen, dass der Therapeut „weich" sein muss. Aus eigener Erfahrung weiß ich allerdings, dass die Depersonalisation sehr schwer auszuhalten ist und es daher Sinn macht, wenn man von einer Bezugsperson ein hinreichendes Verständnis erfährt. Das Leben mit Depersonalisation ist schwer genug, da bedarf es nicht noch eines Therapeuten, der einem mit Härte begegnet.

Zuerst muss man lernen, wie man die Symptomatik aushalten und damit leben kann. Erst dann kann man sich um die Ursachen kümmern. Der Therapeut sollte diesen Prozess unterstützen und als positiver Ratgeber dem Betroffenen stützend und leitend zur Seite stehen.

Ich selbst habe Therapeuten erlebt, die mich nicht verstanden haben und mich durch nicht vorhandenes Einfühlungsvermögen mehr gestresst als mir geholfen haben. Von daher sollte man hier genau darauf achten, mit welcher Art Psychotherapeut man es zu tun hat.

In diesem Zusammenhang empfehle ich auch, sich nicht alles „bieten" zu lassen und bei Bedarf dem Therapeuten kund zu tun, was einem nicht behagt.

Einige Therapeuten sehen in den Patienten nur hilfsbedürftige Individuen und übersehen möglicherweise, dass sie trotz ihrer Hilflosigkeit und Erkrankung immer noch über Verstand verfügen und eine Meinung äußern können.

Hinsichtlich der Frage, welche Art der Psychotherapie für Depersonalisation geeignet ist, bieten sich aus meiner Sicht grundsätzlich verschiedene Richtungen an, von denen ich einzelne kurz nennen möchte:

- *Die tiefenpsychologisch fundierte Psychotherapie.*
- *Die kognitive Verhaltenstherapie.*
- *Die körperorientierte Psychotherapie (Bioenergetik).*

Welches Verfahren man wählt, besser gesagt, welche Art Therapeut man aufsucht, hängt vom Stadium der Depersonalisation und der individuellen Situation ab.

...Um Hilfestellung zum Umgang mit Depersonalisation zu erhalten, ohne tiefgründig die Ursachen herauszufinden, ist die Verhaltenstherapie zu empfehlen.

...Um dem Grund für die Depersonalisation auf die Spur zu kommen, ist die Tiefenpsychologie angeraten.
... Um einen Fokus auf die Körperwahrnehmung zu legen und Körpergefühl wieder zu erlangen, sollte man sich der Körperpsychotherapie zuwenden.

Grundsätzlich lässt sich mit all diesen psychotherapeutischen Verfahren Erfolge erzielen, wenn gleich es verschiedene Schwerpunkte gibt. Aus eigener Erfahrung kann ich sagen, dass ich bei jeder Therapie immer etwas mitgenommen habe, auch wenn ich deshalb natürlich nicht empfehle, alle möglichen Psychotherapeuten verschiedener Richtungen aufzusuchen. Wenn es sein muss, kann dies aber ein möglicher Weg sein.

Ideal ist es, wenn man einen Psychotherapeuten findet, der die verschiedenen Methoden gemeinsam praktiziert. Ich hatte eine Zeitlang eine Therapeutin, die integrativ arbeitete und sich dabei einer Bandbreite unterschiedlicher Behandlungsmethoden bediente.

Bei der körperorientierten Psychotherapie muss man dazu sagen, dass diese Therapieform in Deutschland (noch) keine Kassenzulassung besitzt (anders als z.B. in Österreich). Das bedeutet, dass man die Kosten selber tragen muss, was natürlich nicht optimal ist.

Sollte man aber massiv darunter leiden, das Körpergefühl verloren und mit den anderen Verfahren keine nachhaltige Besserung erreicht zu haben, dann ist ratsam, diese Therapieform einfach mal auszuprobieren. Ich habe gemerkt, dass sie mir einen gewissen Fortschritt ermöglicht und mich wieder näher zu mir gebracht hat. Ab einem gewissen Zeitpunkt habe ich dann gemerkt, dass ich keine weiteren Fortschritte mehr gemacht habe. Bei der nächsten Therapeutin, die integrativ arbeitete, bekam ich dann weitere Impulse in meinem Heilungsprozess.

Es sollte im Buch schon angeklungen sein, dass man mit Depersonalisation viel Geduld braucht. Es gibt Höhen und Tiefen, Aufs und Abs. Wenn man manchmal meint, es geht einem endlich etwas besser, kann es sein, dass man dennoch wieder Rückschläge erleidet. Davon darf man sich allerdings nicht beirren lassen und sollte Rückschritte einfach für den Moment so hinnehmen. Je mehr einem bewusst wird, dass dies ganz normal ist und die Besserung Zeit braucht, desto besser kann man aus den Talsohlen wieder herauskommen. Genauso ist es mit der Psychotherapie, auch hier braucht man Ausdauer.

Man sollte allerdings schon das Gefühl erhalten, dass man mit der Therapie auf dem richtigen Weg ist und für sich erkennen, dadurch eine bestehende Problematik lösen zu können. Wenn man nach einer gewissen Zeit keinerlei Wirkung bei der gegenwärtigen Psychotherapie und dem jeweiligen Therapeuten sieht, dann ist zu empfehlen, etwas Neues auszuprobieren.

Dennoch ist die Psychotherapie allein nicht als Wunderheilmittel zu sehen, in dem Sinne, dass sich die Depersonalisation nur durch die Therapie in Wohlgefallen auflöst. Wichtig ist, dass man selber die Hintergründe der Depersonalisation begreift, sich ihrer annimmt und sich wieder dem Leben zuwendet. Letztlich geht es darum, die Lösung zu entdecken, wie man sich wieder selbst findet und bei sich bleibt.

Erst wenn man richtig begriffen hat, wie zentral hierbei die eigenen Bedürfnisse sind, kann man sich der Depersonalisation irgendwann völlig entledigen. Ziel sollte sein, sich wieder selber zu mögen, authentisch und klar zu sein. Dann beginnt man auch wieder, sich selbst im Spiegel zu erkennen. Der Weg dahin ist nicht einfach, aber es gibt ihn: „Glauben Sie einfach daran“. Das ist schon mal die halbe Miete.

Um das Kapitel der „Psychotherapie“ noch abzurunden möchte ich abschließend noch einige wissenschaftliche Erkenntnisse aufführen, die wieder aus dem Artikel von *Thomas Heidenreich, Johannes Michalak, Matthias Michal* („Depersonalisation und Derealisation: Grundlage und kognitiv-behaviorale Perspektive“, *S. 272-273)* stammen. Dort erfährt man von verschiedenen therapeutischen Behandlungsmöglichkeiten zu Depersonalisation, die ich im Folgenden zitieren und kurz beschreiben möchte:

- *„Entkatastrophisierung“ der Symptome*
  (Heidenreich, Michalak, Michal, S. 272)
  Die Patienten sollen dahingehend informiert werden, dass ihre komplexen und verwirrenden Beschwerden einem klinisch bekannten Symptom entsprechen, das in der Bevölkerung häufig vorkommt. Die Depersonalisation sollte den Betroffenen hierbei als „Schutzmechanismus“ beschrieben werden.

- *„Verhaltensanalysen“*
  (Heidenreich, Michalak, Michal, S. 272-273)
  Um ein besseres Verständnis für das Auftreten von Depersonalisation zu erhalten, wird z.B. das Führen von Tagebüchern empfohlen. Hierdurch soll den Betroffenen die Variabilität der Symptomatik und der mögliche Zusammenhang mit Aktivitäten und Erlebnissen im Alltag aufgezeigt werden.

- *„Reduktion von Vermeidung“*
  (Heidenreich, Michalak, Michal, S. 273)
  Da Menschen mit Depersonalisation häufig soziale Situationen vermeiden, soll mittels abgestufter Konfrontation der Depersonalisation therapiegestützt be-

gegnet werden.

- *„Reduktion von Selbstaufmerksamkeit"* (Heidenreich, Michalak, Michal, S. 273) Durch „Grounding"- und „Refocusing"-Techniken soll eine Ablenkung von den belastenden Symptome erzielt werden. Hierzu zählen laut dem Artikel auch achtsamkeitsbasierte Behandlungsverfahren.

- *„Hinterfragen katastrophierender Annahmen"* (Heidenreich, Michalak, Michal, S. 273) Hier sollen in der Therapie die als am schlimmsten erwarteten Konsequenzen von Depersonalisation erfragt werden. Diese können dann in Verhaltensexperimenten überprüft und angegangen werden.

Die oben genannten Therapieelemente wollte ich dem interessierten Leser nicht vorenthalten. Aus meiner Sicht werden hier sinnvolle Ansätze genannt, die sich teilweise mit meinen Erfahrungen decken. Für besonders zentral erachte ich die beschriebene Aufklärung *(„Entkatastrophisierung")* sowie Ablenkung und Erdung *(„Reduktion von Selbstaufmerksamkeit")*. Im Hinblick auf das Führen von Tagebüchern *(„Verhaltensanalysen")* bin ich etwas vorsichtig, da sie meines Erachtens dem Ziel der

Reduktion der Selbstaufmerksamkeit etwas im Wege stehen. Man sollte diese Methode nur wählen, wenn die Depersonalisations-Symptome nur phasenweise auftreten. Wenn sie permanent vorhanden sind - so wie es bei mir der Fall war - dann ist ein Tagebuch meiner Meinung nach nicht sinnvoll.

Auch die Methode der Konfrontation *(„Reduktion von Vermeidung")* sollte man behutsam und nur unter Anleitung anwenden. Hier ist wichtig, dass man sich nicht in extreme Stresssituationen begibt und die Konfrontation überreizt. Wenn ich ehrlich bin war ich Meister darin, mich unbewusst der Konfrontation hinzugeben, da ich versuchte, so weit wie möglich „normal" zu funktionieren. Aber viel zu häufig bedeutete die Konfrontation eine massive Überforderung, was mich in meinem Heilungsprozess immer wieder zurückgeworfen beziehungsweise nicht vorangebracht hat. Von daher sollte man die Konfrontation sehr bedacht anwenden. Eine bewusste Übung macht aber sicherlich Sinn.

Zum Therapiepunkt *„Hinterfragen katastrophierender Annahmen"* habe ich selbst kein praktisches Beispiel. Ich stelle mir aber vor, dass es hilfreich ist, wenn man die als besonders schlimm erachteten Symptome von Depersonalisation und deren Erwartung identifiziert, um dann gezielt dieses Symptom anzugehen und praktische Verhaltensübungen dafür zu finden.

Sollten Sie mehr über einzelne Therapieelemente wissen wollen, empfehle ich, hierüber mit Ihrem Therapeuten zu sprechen oder in der Fachliteratur nachzulesen.

13. Medikamente

Dies ist kein einfaches Kapitel und vermutlich eines, zu dem viele Leser direkt hinspringen werden, nachdem sie das Buch erworben haben. Wie bei den meisten Krankheiten dürften sich Betroffene erhoffen, dass sie ein Medikament gegen Depersonalisation einnehmen und hierdurch die Erkrankung schnell loswerden können. Auch mir ging es lange Zeit so.

Hier muss ich den Leser leider enttäuschen, da es nach meinen Erkenntnissen leider noch kein allgemein wirksames Mittel gegen Depersonalisation gibt. Ich weiß, es gibt bereits einzelne Ansätze und Empfehlungen zu Arzneimitteln, die hilfreich sein könnten. Manche Betroffene erzählen hin und wieder auch in verschiedenen Foren, dass ihnen bestimmte Medikamente helfen. Es zeichnen sich jedoch unterschiedliche Erfahrungsberichte ab, was zeigt, dass die Medikamente individuell ganz unterschiedlich wirken: Es gibt sowohl positive als auch negative Berichte.

Dies hängt sicherlich damit zusammen, dass jeder Fall von Depersonalisation anders gestaltet und darüber hinaus vielschichtig ist. Abgesehen davon ist Depersonalisation weiterhin immer noch relativ unbekannt, scheint in der Pharmaforschung noch nicht ausreichend verankert zu sein und möglicherweise eine zu geringe „Lobby" zu haben.

Dies könnte dafür sprechen, einfach mal verschiedene Medikamente auszuprobieren und deren Wirkung zu beobachten. Dies kann man sehr wohl tun, dabei sollte man sich aber nur auf die Arzneimittel konzentrieren, denen eine Wirkung gegen Depersonalisation auch nachgesagt wird.

Ich weise hier - aus eigener leidvoller Erfahrung - explizit darauf hin, dass man bei der Einnahme von Medikamenten sehr behutsam vorgehen sollte. Es besteht nämlich die Gefahr, dass man durch Einnahme eines falschen Medikaments die Depersonalisation negativ beeinflusst beziehungsweise sogar verstärkt. Von daher sollte man sich mit Vorsicht und klarem Verstand dem Thema der Einnahme von Medikamenten widmen.

Ich habe eine Zeit lang genau die falschen Medikamente genommen – vornehmlich Antidepressiva -, die mich derart veränderten, dass ich mich mir immer weiter entfremdete. Die Antidepressiva sollten meinen existierenden Gedankenstrom derart stoppen, dass sie beruhigend auf mich einwirken. Die sedierende Wirkung führte allerdings dazu, dass ich mich immer weniger selbst bemerkt und ich mich auf Grund meiner Sensibilität für veränderte Wahrnehmungen in einen Abwärtsstrudel begeben habe.

Bei Depersonalisation fühlt man sich wie in einem Traum und fern der Realität. Somit sind Medikamente nicht förderlich, die einen noch weiter „ruhig stellen“. Man kann sich gut vor Augen halten, dass durch sedierende Mittel das bereits vorhandene Traumgefühl nicht gerade besser wird.Von daher ließe sich daraus schließen, dass eher ein solches Medikament geeignet sein dürfte, das aktivitätssteigernd ist und einen präsenter macht. Doch wo Licht ist, ist auch Schatten, denn Psychopharmaka können leider bedeutsame Nebenwirkungen haben (z.B. bei einem aktivitätssteigernden Mittel Schlafstörungen) und die Sinne derart beeinflussen, dass man die Wirkung des Medikaments nicht positiv wahrnimmt. Von daher muss man für sich und in Absprache mit dem behandelten Arzt entscheiden, ob man den medikamentösen Weg gehen möchte.

Nach all meinen Erfahrungen bin ich der Meinung, dass es am besten ist, wenn man der Depersonalisation ohne Einnahme von Medikamenten begegnet. Wie im vorherigen Kapitel beschrieben, muss die Heilung aus einem selbst kommen und man sollte aus eigenen Antrieb wieder in die „Realität“ gelangen.

Der Professor, der bei mir damals die Depersonalisation diagnostiziert hat, berichtete mir davon, dass die Depersonalisation gerne solchen Menschen widerfährt, die sehr feinfühlig sind und auf Veränderungen sensibel reagieren. Da vor allem Antidepressiva verschiedene Nebenwirkungen mit sich bringen und – wie schon erwähnt - mit einer veränderten Wahrnehmung von Dingen einher gehen, kann es sein, dass eigentlich erwünschte Wirkungen des Medikaments sich kontraproduktiv auswirken und Depersonalisationssymptome verstärken.

Mir ist wichtig zu betonen, dass ich mit diesem Kapitel und dem Buch kein medizinisch abgesichertes Wissen wiedergebe. Mein Buch basiert auf meinen eigenen Erfahrungen und Eindrücken, die ich während meiner Zeit mit Depersonalisation gesammelt habe. Beim Thema der Arzneimittel habe ich selbst fast nur negative Erfahrungen gemacht und kam letztlich zur Erkenntnis, dass die Gesundung am besten ohne Medikamente zu schaffen ist.

Ich habe sehr viele Medikamente ausprobiert und fühlte mich wie ein verzweifeltes Versuchskaninchen auf dem Weg zum erlösenden Mittel. Durch deren Einnahme fühlte ich mich allerdings zumeist geistig verwirrt, total benommen und verlor immer mehr den Kontakt zu mir. Es ging so weit, dass ich irgendwann nicht mehr sagen konnte, wer ich selber bin. Ich wusste es einfach nicht mehr.

Es muss nicht heißen, dass sich die von mir genommenen Medikamente bei jedem anderen Betroffenen von Depersonalisation in derselben negativen Weise auswirken. Allerdings möchte ich es einfach an dieser Stelle mitteilen und zu Wachsamkeit raten, wenn Ärzte einem Medikamente verschreiben.

Noch ein Hinweis: Bezüglich der Einnahme von Medikamenten ist es im Vorfeld wichtig zu definieren, ob die Depersonalisation die primäre oder sekundäre Erkrankung ist (siehe auch „Das Gefühl, ein No-Body zu sein“ von *Berrit Lukas, S. 247*). Bei der sekundären Verlaufsform der Depersonalisation muss die zugrunde liegende Störung (z.B. Angststörung, Depression) behandelt werden. Dies kann laut *Berrit Lukas* bislang besser medikamentös behandelt werden als die primäre Depersonalisationsstörung, unter der auch ich litt. Von daher ist bei einer möglichen Medikation unbedingt herauszufinden, welche Erkrankung im Vordergrund steht.

Im Folgenden möchte ich verschiedene Medikamente aufführen, die ich genommen habe (manche auch gleichzeitig) und bei denen ich selbst eine negative Wirkung für die Depersonalisationssymptomatik verspürt habe:

- *Aurorix*
    - *Wirkstoff: Moclobemid*
    - *Gruppe: Monoaminoxidase-A-Hemmer*
- *Remergil*
    - *Wirkstoff: Mirtazapin*
    - *Gruppe: Tertrazyklische Antidepressiva*
- *Cipramil*
    - *Wirkstoff: Citalopram*
    - *Gruppe: Selektive Serotonin-Wiederaufnahmehemmer (SSRI)*
- *Risperdal*
    - *Wirkstoff: Risperidon*

  - *Gruppe: Atypische Neuroeleptika*
- *Trimipramin*
  - *Wirkstoff: Trimipramin*
  - *Gruppe: Trizyklisches Antidepressivum*
- *Tavor*
  - *Wirkstoff: Lorazepam*
  - *Gruppe: Benzodiazepine*
- *Trevilor*
  - *Wirkstoff: Venaflaxin (Hydrochlorid)*
  - *Gruppe: Selektive Serotonin-Noradrenalin-Wiederaufnahme-Hemmer (SNRI)*

Ich will nochmals ausdrücklich erwähnen, dass die gerade eben genannten Medikamente bei mir nicht geholfen haben, aber es durchaus möglich ist, dass andere Betroffene sich hier unterschiedlich äußern würden. Ich habe zum Beispiel gelesen, dass manche berichten, ihnen habe Venlafaxin geholfen, was bei mir nicht der Fall war. Das kann - wie vorhin auch erwähnt - damit zusammenhängen, ob die Depersonalisation Haupt- oder Begleiterscheinung ist. Von daher bleibt es schwierig, ein allgemeines Bild zu beschreiben.

Berit Lukas sagt in ihrem Buch daher auch den folgerichtigen Satz, dass es wohl zurzeit kein Medikament gibt, das für alle Formen der Depersonalisation einsetzbar wäre *(Lukas, S. 247)*. Ihr Buch ist zwar bereits aus dem Jahre 2003, aber das scheint auch heute noch zu zuzutreffen.

Nun zu den Arzneimitteln, von denen ich gehört und in einigen Quellen gelesen habe, dass sie hilfreich gegen Depersonalisation sein könnten.

Hierzu zählt vor allem Lamotrigin: Im Buch von *Berrit Lukas (S. 247)* steht zum Beispiel diesbezüglich, dass eine Kombination von SSRI und Antikonsulvia (Lamotrigin) bei einigen Betroffenen zur Reduzierung der Symptome und Stabilisierung des Zustands geführt hätten. Allerdings liest man auch an anderer Stelle, dass sich die Studie nicht vollkommen bestätigen ließ. Dennoch scheint sich im klinischen Alltag die positive Wirkung von Lamotrigin, insbesondere in Kombination mit Serotonin-Wiederaufnahmehemmern (SSRI), bestätigt zu haben.

Es bleibt allerdings zu vermerken, dass bei Lamotrigin als alleinigem Wirkstoff wohl keine Verbesserungen nachgewiesen werden konnte. Und bei der Kombination mit SSRI besteht das Problem, dass Betroffene unterschiedlich auf die SSRI reagieren, was die Behandlung somit vor eine gewisse Herausforderung stellt.

Möglicherweise erfährt man in der Neuauflage des Buches „Depersonalisation und Derealisation" von *Matthias Michal* (angekündigt für Juni 2015) mehr über neue Forschungsergebnisse.

Eine persönliche Anmerkung: Der Professor, der bei mir die Depersonalisation diagnostizierte, empfahl mir, es ohne Medikamente zu versuchen und den Fokus auf die Psychotherapie zu legen. Als mögliches Medikament schlug er vor, Edronax zu nehmen (Wirkstoff: Reboxetin, Gruppe: Selektive Noradrenalin Wiederaufnahmehemmer (NARI)), das eher aktivitätssteigernd und weniger sedierend sei. Er ergänzte aber, dass er nicht ausschließen könne, dass ich durch meine Veranlagung die veränderten Wahrnehmungen durch das Medikament als negativ interpretieren könne und sich dadurch die Symptomatik nicht bessere.

Mir war damals das Risiko zu groß und ich habe das Medikament daher nicht genommen. Ich wollte es nach all den schlechten Erfahrungen ohne Psychopharmaka schaffen, was ich schließlich auch hinbekommen habe, wenn gleich der Weg sehr lang war. Im Internet habe ich bezüglich Edronax sowohl von positive als auch negative Berichten gelesen, was die Komplexität der medikamentösen Behandlung von Depersonalisation nochmalig unterstreicht.

Noch ein genereller Hinweis: Vor Einnahme eines Medikaments sollte man sich unbedingt erkundigen, inwieweit bestimmte Medikamente abhängig machen und es eventuell Entzugserscheinungen beim Absetzen geben könnte. Sollte eine Abhängigkeit indiziert sein, rate ich dringend dazu, das Medikament nicht zu verwenden.

Wenn irgendwie möglich empfehle ich sowieso, die Depersonalisation ohne Einnahme von Medikamenten zu bewältigen und mit alternativen Methoden anzugehen. Ich bin davon überzeugt, dass dies der nachhaltig beste Weg ist. Aber das ist sicher im Einzelfall abzuwägen, welche sonstigen Symptome vorliegen. Auf alle Fälle sollte man sich mit Bedacht der Medikation widmen und nur eine begrenzte Zeit Versuche mit Arzneimitteln unternehmen.

14. Zusammenfassung

Ich hoffe, dass die Ausführungen dieses Buches Hilfestellung gegeben haben, wie man mit Depersonalisation am besten umgeht, wie man sie vermeidet und wie man von ihr wegkommen kann. Am wichtigsten war mir, Ihnen als Leser neue Impulse zu geben, welche Ansatzpunkte es zur Überwindung und auch zur Vermeidung von Depersonalisation gibt.

Ich selbst war damals in einer gefühlt ausweglosen Situation. Ich hätte nie gedacht, dass es mir je wieder gut gehen würde und ich von der Depersonalisation wegkommen könnte. Aber es hat funktioniert.

Der letzte Satz in meinem Roman „Im Sog der Fremde" lautete: „Es war Zeit, Daniel Müller wiederzufinden". Den Schluss des Buches habe ich seinerzeit bewusst offen gelassen, da der Weg danach sehr schwer war. Aber heute, nach all den Jahren kann ich sagen, dass ich mich nicht nur wieder gefunden, sondern überhaupt erst richtig entdeckt habe. Den Weg dahin habe ich mittels der in diesem Ratgeber beschriebenen Maßnahmen erreicht.

„Ausweg aus dem Sog der Fremde" ist sicherlich stark von meinem persönlichen Fall geprägt. Dennoch habe ich versucht, meine Erfahrungen möglichst allgemeingültig zu formulieren, so dass jeder etwas für sich ableiten kann. Ich würde mir wünschen, dass mein Buch neue Denkanstöße bewirkt und für möglichst viele einen Weg zur Heilung aufzeigen kann.

Um gegen Depersonalisation anzugehen, muss man sie von verschiedenen Seiten bearbeiten und mehrere Maßnahmen ergreifen. Bei konsequenter Anwendung zentraler Bausteine hat man die große Chance, sich von Depersonalisation zu befreien.

Daher möchte ich nunmehr, zum Abschluss dieses Buches, die wichtigsten Hilfsmittel zur Überwindung von Depersonalisation zusammenfassen. Ich habe sie bewusst sehr pragmatisch formuliert, damit sie sich besser einprägen. Ich würde mich freuen, wenn Sie hierbei etwas für sich mitnehmen können und Ansatzpunkte finden, um gesund zu werden.

Verständnis

Machen Sie Sich bewusst, dass Depersonalisation ein Schutzmechanismus des Körpers ist und Ihnen etwas mitteilen will.

Betrachtungsweise

Sehen Sie die Depersonalisation als einen Verbündeten und nehmen Sie sie an.

Glaube

Glauben Sie daran, dass die Symptome wieder weggehen werden.

Geduld

Setzen Sie Sich nicht unter Druck, wenn Sie keine Erfolge und Fortschritte bemerken. Die Veränderungen werden sich früher oder später einstellen. Haben Sie Geduld.

Ursache

Versuchen Sie, den Grund für die Depersonalisation herauszufinden.

Bestimmung

Die Depersonalisation zwingt Sie dazu, dass Sie sich selbst entdecken lernen, auch wenn Sie es gerade noch nicht erkennen sollten. Verinnerlichen Sie den Gedanken, dass die Depersonalisation einen Zweck hat und Ihnen etwas sagen möchte.

Akzeptieren

Versuchen Sie, der Depersonalisation mit Gelassenheit entgegenzutreten. Nehmen Sie die Symptome nicht so ernst, auch wenn es schwer fällt.

Ignorieren

Machen Sie Sich bewusst, dass die Symptome wieder schneller weggehen werden, wenn Sie sie nicht so sehr beachten.

Stressfaktoren

Halten Sie sich von akuten Stressfaktoren fern oder Situationen, die Sie überfordern. Identifizieren Sie belastende Stressoren, die ursächlich für die Depersonalisation sein könnten und entwickeln Sie einen Plan, dagegen anzugehen.

Ablenkung

Widmen Sie Sich Leidenschaften und Tätigkeiten, bei denen Sie „sich selbst" sein können.

Erdung und Aktivierung

Versuchen Sie sich über verschiedene Aktivitäten und Übungen zu erden, wieder ein Körpergefühl zu erhalten und Ihre Sinneswahrnehmungen zu stimulieren.

Sportliche Aktivität

Gehen Sie einer sportlichen Betätigung nach, bei der Sie sich wohlfühlen und Sie das Gefühl haben, Ihren Körper (zumindest etwas) spüren zu können. Seien Sie dabei aber behutsam und betreiben Sie Sport nicht verbissen.

„Ich, jetzt, hier"

Holen Sie sich mit mentalen Tricks in die Gegenwart. Sagen Sie zu sich „Ich. Jetzt. Hier" oder unterbrechen Sie Ihren Gedankenstrom mit „Stopp".

Klarheit, Struktur und Achtsamkeit

Seien Sie authentisch, äußern Sie was Sie möchten und was Sie nicht möchten. Stehen Sie zu sich und haben Sie immer ein Ziel vor Augen, auch wenn es nur im Kleinen ist. Haben Sie Vertrauen und sagen Sie sich, dass Sie sich selber toll finden.

Ausschließen von körperlichen Beschwerden

Lassen Sie sich durchchecken und mögliche Schwachstellen in Ihrem Körper identifizieren. Die Beseitigung von Beschwerden körperlicher Natur unterstützt bei der Überwindung von Depersonalisation. Denken Sie auf der anderen Seite daran, dass durch Depersonalisation Symptome häufig überinterpretiert werden und Ursachen weniger gravierend sind, als sie erscheinen.

Entspannungsverfahren

Setzen Sie sich mit Entspannungstechniken auseinander und probieren Sie, ob Ihnen ein Verfahren gut tut. Ziel ist, dass Sie wieder mehr Körpergefühl erhalten und Anspannung reduziert wird.

Innere Mitte und Innere Stimme

Finden Sie den Weg zu sich selbst und hören Sie in sich hinein, was Sie wollen. Ändern Sie Dinge, wenn Sie merken, dass etwas nicht Ihren Bedürfnissen entspricht.

Freude und Ausgelassenheit

Versuchen Sie, soweit möglich, so viel Freude wie möglich zu erleben und Momente der Ausgelassenheit zu erfahren. Je mehr Sie „lachen" und sich mit anderen Themen als der Depersonalisation beschäftigen, desto besser ist es für die Heilung.

Träume und Wünsche

Hören Sie in sich hinein und entdecken Ihre eigenen Träume und Wünsche. Beginnen Sie, zumindest Teile davon umzusetzen.

Psychotherapie

Der Schlüssel zur Heilung liegt in uns selbst, doch um ihn zu erkennen und richtig einzusetzen, sollten Sie sich in psychotherapeutischer Behandlung geben. Es ist besser, Sie bestreiten den Weg unter fachlicher „Anleitung" und bekommen Hilfe, wie belastende Symptome zu bewältigen sind.

Ich wünsche allen Betroffenen viel Kraft und die Ausdauer, das Licht am Ende des Tunnels zu finden: „Es existiert und Sie werden es entdecken."

Daniel Müller, März 2015.

Literatur

Chopich, Erika J., Paul, Margaret (2009): „Aussöhnung mit dem inneren Kind", Ullstein Verlag, Berlin, 2009.

Heidenreich, Thomas, Michalak, Johannes, Michal, Matthias (2006): „Depersonalisation und Derealisation: Grundlage und kognitiv-behaviorale Perspektive", in: Verhaltenstherapie, 2006, Ausgabe 16, S. 267-274.

Lukas, Berit (2003): „Das Gefühl, ein No-Body zu sein", Jungfermann Verlag, Paderborn, 2003.

Pollard, John K. (1987): „Self-Parenting", Self-Parenting Program, 1987.

Selby, John (1997): „Einander finden", Rowohlt Tb., Reinbek bei Hamburg, 1997.

Tinsobin, Eva (2012): „Ein Leben wie im (Alb-) Traum" (online), verfügbar unter: www.derStandard.at, 25.9.2012

23382356R00083

Printed in Poland
by Amazon Fulfillment
Poland Sp. z o.o., Wrocław